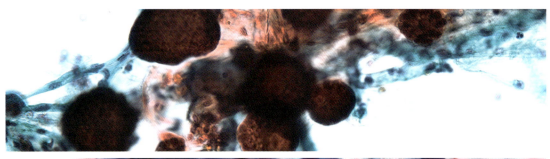

甲状腺細胞診アトラス
報告様式運用の実際

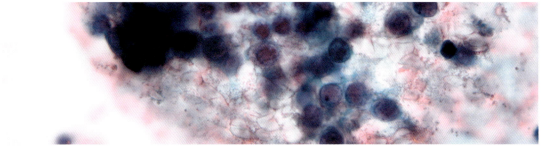

編集	坂本 穆彦	大森赤十字病院顧問・検査部
執筆（執筆順）	坂本 穆彦	大森赤十字病院顧問・検査部
	廣川 満良	隈病院病理診断科・科長
	山谷 幸恵	福島県立医科大学放射線医学県民健康管理センター甲状腺検査室
	髙田 奈美	大分大学医学部診断病理学講座
	丸田 淳子	野口病院病理診断科・科長
	鈴木 彩菜	隈病院臨床検査科
	樋口 観世子	隈病院臨床検査科病理検査室・室長
	古田 則行	がん研有明病院付設細胞検査士養成所・教務主任
	佐々木 栄司	伊藤病院診療技術部臨床検査室
	覚道 健一	近畿大学奈良病院客員教授
	近藤 哲夫	山梨大学医学部教授・人体病理学
	越川 卓	修文大学看護学部教授・看護学科
	加藤 良平	伊藤病院病理診断科・科長
	長沼 廣	仙台赤十字病院病理診断科
	志村 浩己	福島県立医科大学医学部主任教授・臨床検査医学講座
	鈴木 眞一	福島県立医科大学医学部主任教授・甲状腺内分泌学講座

医学書院

甲状腺細胞診アトラス─報告様式運用の実際

発　行　2019 年 6 月 1 日　第 1 版第 1 刷 ⓒ

編　集　坂本穆彦

発行者　株式会社　医学書院

　　　　代表取締役　金原　俊

　　　　〒113-8719　東京都文京区本郷 1-28-23

　　　　電話　03-3817-5600(社内案内)

印刷・製本　横山印刷

本書の複製権・翻訳権・上映権・譲渡権・貸与権・公衆送信権(送信可能化権を含む)は株式会社医学書院が保有します.

ISBN978-4-260-03909-3

本書を無断で複製する行為(複写，スキャン，デジタルデータ化など)は，「私的使用のための複製」など著作権法上の限られた例外を除き禁じられています．大学，病院，診療所，企業などにおいて，業務上使用する目的(診療，研究活動を含む)で上記の行為を行うことは，その使用範囲が内部的であっても，私的使用には該当せず，違法です．また私的使用に該当する場合であっても，代行業者等の第三者に依頼して上記の行為を行うことは違法となります．

[JCOPY] 〈出版者著作権管理機構　委託出版物〉

本書の無断複製は著作権法上での例外を除き禁じられています．複製される場合は，そのつど事前に，出版者著作権管理機構(電話 03-5244-5088，FAX 03-5244-5089，info@jcopy.or.jp)の許諾を得てください．

序

　甲状腺腫瘍の組織診・細胞診の国際標準として広く用いられている WHO 甲状腺組織分類とベセスダシステム甲状腺細胞診報告様式が，2017 年に改訂されました．これまでわが国の組織診・細胞診の基準は甲状腺癌取扱い規約に記載され，その内容は基本的に WHO 組織分類・ベセスダシステムに準拠したものでした．

　しかしながら，今回の WHO 組織分類およびベセスダシステムの改訂は米国の医療事情を色濃く反映しており，そのままただちにわが国に導入できるものではないようです．例をあげると，過剰治療を防止するために乳頭癌の一部を癌とは診断せず，新たに設けた境界病変に移動させました．これを細胞診でみると乳頭癌の所見を示すので，判定に混乱をまねくことは避けられません．米国では細胞診で悪性と判定されれば，甲状腺全摘術と追加放射線療法を行うことが標準的治療とされています．すなわち，良好な予後が期待できる症例や経過観察で対応できると思われる症例であっても，全摘術の対象となります．これが米国における過剰治療の大きな要因です．

　一方，わが国では細胞診で悪性と判定されても，外科医は患者の癌の状態によりいくつかの選択肢から治療方針を決めます．そのため，米国のような過剰治療の問題はありません．

　わが国の甲状腺診療に関係する学術団体が主催する学術集会や学術誌では，WHO 組織分類とベセスダシステムの改訂への対応について議論が重ねられてきました．甲状腺診療の専門家の意向は，今回の改訂の導入はわが国の診療にメリットはないという意見が主流になっているようです．近い将来，わが国の「甲状腺癌取扱い規約」は改訂が予定されていますが，そこでは今までの検討結果にもとづいた方針が示されるものと思われます．

　この流れを受けて本書では，わが国の甲状腺疾患の診療に最も適していると考えられる現行の「甲状腺癌取扱い規約」第 7 版（2015 年刊）に準拠して，甲状腺細胞診のアトラスと報告様式の運用の実際を詳述しました．本書はわが国で最初の甲状腺細胞診に特化したモノグラフです．とりわけ個々の病態の解説に多数の細胞写真を掲載しているのも本書の大きな特徴です．この刊行により，WHO 組織分類とベセスダシステムの改訂がもたらした，わが国の甲状腺疾患の診断・治療の現場におけるある種の混迷状態に終止符をうつことも目指しています．

　なお，WHO 組織分類およびベセスダシステムは世界的に流布していますので，その内容を把握しておくことも必要です．そのため，「Ⅲ．NIFTP をめぐる諸問題」として 1 つの章を設け，境界病変のなかでも特に NIFTP（乳頭癌様核を有する非浸潤性濾胞性腫瘍）に焦点を当てました．NIFTP について，その提唱の経緯と病変の概容および NIFTP に関しての各領域の専門家の意見をまとめました．

iii

本書が細胞診や甲状腺疾患の診療に直接携わっている方々やこれらについて関心をお寄せいただいている方々に，日常診療の手引きとして，また知識の整理のよりどころとして広くお使いいただけることを願っています．

　文末ながら，本書の刊行にご尽力いただいた医学書院の皆様，とりわけ書籍編集部の大野智志氏，制作部の長友裕輝氏には心よりお礼申し上げます．

　2019 年 6 月

坂本穆彦

目次

甲状腺腫瘍の組織学的分類 ………………………………………………………… viii

甲状腺細胞診の判定区分と該当する所見および標本・疾患 …………………… ix

I 総論 1

1 甲状腺細胞診の臨床検査における位置付け
………………………………………………（坂本穆彦） 1
- a 細胞診と組織診の関係 ………………………… 1
- b 甲状腺穿刺吸引細胞診 ………………………… 2

2 甲状腺疾患の細胞診と組織診────（坂本穆彦）4
- a 甲状腺細胞診の対象となる疾患 ……………… 4
- b 甲状腺癌取扱い規約/WHO 甲状腺組織分類
  との関係 ………………………………………… 4
- c 「甲状腺癌取扱い規約」第 7 版の意義と
  甲状腺細胞診報告様式 ………………………… 6

3 甲状腺細胞診報告様式の概要────（坂本穆彦）9
- a 判定区分 ………………………………………… 9
- b 所見および推定病変 …………………………… 9
- c ベセスダシステムとの違い …………………… 9
  - （1）嚢胞液の適正・不適正 …………………… 9
  - （2）悪性危険度と推奨する臨床対応 ………… 11
  - （3）その他の事項 ……………………………… 11

4 検体採取と検体処理────────（廣川満良）12
- a 穿刺吸引手技 …………………………………… 12
  - （1）目的 ………………………………………… 12
  - （2）適応と禁忌 ………………………………… 12
  - （3）インフォームドコンセント ……………… 12
  - （4）準備と前処理 ……………………………… 12
  - （5）超音波診断装置の設定 …………………… 13
  - （6）穿刺部位 …………………………………… 14

- - （7）刺入法 ……………………………………… 14
  - （8）原理 ………………………………………… 14
  - （9）穿刺方法 …………………………………… 16
  - （10）穿刺手技 …………………………………… 16
- b 塗抹法 …………………………………………… 17
- c 固定法 …………………………………………… 20
- d 液状処理検体標本作製法 ……………………… 20
- e 液状処理法導入の意義 ………………………… 26

5 塗抹標本と液状処理標本の見方の違い
………………………………………………（廣川満良）27
- a 液状処理標本の導入 …………………………… 27
- b 液状処理標本における細胞像の一般的
  特徴 ……………………………………………… 27
  - （1）背景 ………………………………………… 27
  - （2）出現様式 …………………………………… 27
  - （3）細胞質 ……………………………………… 28
  - （4）核 …………………………………………… 28
- c 代表的な甲状腺疾患における液状処理標本
  の細胞像 ………………………………………… 28
  - （1）橋本病 ……………………………………… 28
  - （2）腺腫様甲状腺腫 …………………………… 28
  - （3）濾胞性腫瘍 ………………………………… 30
  - （4）乳頭癌 ……………………………………… 30
  - （5）髄様癌 ……………………………………… 33
  - （6）リンパ腫 …………………………………… 33

Ⅱ 診断カテゴリーに特徴的な細胞所見　37

1 検体不適正─────────（山谷幸恵）　37

a 検体不適正とは・・・・・・・・・・・・・・・・・・・・・・・　37

b 標本作製不良・・・・・・・・・・・・・・・・・・・・・・・・・・・　38

c 病変を推定するに足る細胞ないし
成分の不足・・・・・・・・・・・・・・・・・・・・・・・・・・・　38

2 囊胞液─────────────（髙田奈美）　45

Memo 悪性の危険度と臨床的対応・・・・・・・・・・・・　52

Memo 頸部リンパ節穿刺検体が囊胞液の場合・・・　52

3 良性───────────────（丸田淳子）　53

a 腺腫様甲状腺腫・・・・・・・・・・・・・・・・・・・・・・・　53

Memo 良性濾胞性結節とは・・・・・・・・・・・・・・・・・・　53

Memo 濾胞性腫瘍との相違点・・・・・・・・・・・・・・・・　60

Memo 濾胞型乳頭癌との相違点・・・・・・・・・・・・・・　60

Memo 通常型乳頭癌の乳頭状構造との相違点　61

b 甲状舌管囊胞・・・・・・・・・・・・・・・・・・・・・・・・・　66

c バセドウ病（グレーブス病）・・・・・・・・・・・・・　67

d アミロイド甲状腺腫・・・・・・・・・・・・・・・・・・・　70

e 急性甲状腺炎・・・・・・・・・・・・・・・・・・・・・・・・・　71

f 亜急性甲状腺炎（ド・ケルヴァン甲状腺炎）　72

g 橋本病（慢性甲状腺炎）・・・・・・・・・・・・・・・・　74

Memo リンパ球性甲状腺炎とは・・・・・・・・・・・・・・　74

h IgG4 関連甲状腺炎・・・・・・・・・・・・・・・・・・・・　78

i リーデル甲状腺炎・・・・・・・・・・・・・・・・・・・・・　79

4 意義不明─────────────（鈴木彩菜）　80

a 乳頭癌の可能性がある標本・・・・・・・・・・・・・　80

b 濾胞性腫瘍の可能性がある標本・・・・・・・・・　87

c 好酸性細胞型濾胞性腫瘍の可能性がある
標本・・・・・・・・・・・・・・・・・・・・・・・・・・・・・・・・・・・　89

d リンパ腫と橋本病の鑑別が困難な標本・・・　92

e 髄様癌の可能性がある標本・・・・・・・・・・・・・　93

f 特定の病変が推定困難な標本・・・・・・・・・・・　94

Memo 臨床的対応と精度管理・・・・・・・・・・・・・・・・　95

5 濾胞性腫瘍────────（樋口観世子）　96

a 濾胞性腫瘍（意義不明を含む）・・・・・・・・・・　96

b 好酸性細胞型濾胞性腫瘍・・・・・・・・・・・・・・・　104

c 異型腺腫・・・・・・・・・・・・・・・・・・・・・・・・・・・・・・　108

Memo 濾胞性腫瘍の臨床的対応と精度管理・・・　109

Memo 「甲状腺癌取扱い規約」第 7 版と「ベセス
ダシステム」第 2 版との違い・・・・・・・・・・・　109

6 悪性の疑い────────────（古田則行）　110

7 悪性───────────────────　121

a 乳頭癌・・・・・・・・・・・・・・・・・・・・・（佐々木栄司）　121

（1）通常型　121

（2）濾胞型乳頭癌　125

（3）大濾胞型乳頭癌　129

（4）好酸性細胞型乳頭癌　132

（5）びまん性硬化型乳頭癌　135

（6）高細胞型乳頭癌　138

（7）充実型乳頭癌　141

（8）篩型乳頭癌　145

b 低分化癌・・・・・・・・・・・・・・・・・・・（樋口観世子）　149

c 未分化癌・・・・・・・・・・・・・・・・・・・・・（古田則行）　156

d 髄様癌・・・・・・・・・・・・・・・・・・・・・・・・（鈴木彩菜）　167

Memo 診断的アプローチ・・・・・・・・・・・・・・・・・・・・　168

e リンパ腫・・・・・・・・・・・・・・・・・・・・・・（鈴木彩菜）　179

（1）MALT リンパ腫　179

（2）びまん性大細胞型 B 細胞リンパ腫　180

（3）濾胞性リンパ腫　180

Memo 術前診断アルゴリズム・・・・・・・・・・・・・・・・・　181

f 転移性（続発性）腫瘍・・・・・・・・・（古田則行）　192

III NIFTP をめぐる諸問題　197

1 NIFTP 誕生の背景と経緯────（覚道健一）197
- a 乳頭癌の診断基準の変遷··············· 197
- b 癌として治療することで，どのような不都合が起こったか···················· 198
- c 癌の診断基準が病理医ごとに違っていた 198
- d 境界腫瘍の提唱··························· 199
- e 境界腫瘍は，再発/転移しないのか？····· 199
- f 境界腫瘍を癌の前駆病変と仮定すると，NIFTP を経過観察したら進行癌になるのか？····························· 200
- g NIFTP の導入は細胞診にどのような影響を与えるか？···························· 200

2 WHO 組織分類 第 4 版で提起されたいわゆる境界病変────（近藤哲夫）204
- a 被包性濾胞型腫瘍とは··················· 204
- b WHO 分類 第 4 版の変更のポイント····· 205

3 NIFTP の細胞診判定────（越川 卓）208
- a 通常型乳頭癌と濾胞型乳頭癌············ 208
- b 非浸潤性濾胞型乳頭癌から NIFTP への改名······························· 208
- c NIFTP 導入の影響······················ 208
- d NIFTP による誤診の防止··············· 209
- e 濾胞型乳頭癌と通常型乳頭癌の細胞所見 209
- f NIFTP と通常型乳頭癌の細胞学的鑑別法 212
- g 乳頭癌の細胞診で特に注意すること······· 213

4 細胞診専門医・病理専門医からみた NIFTP
────（加藤良平）215
- a 被包性濾胞型乳頭癌と NIFTP··········· 215
- b 乳頭癌の核所見とは····················· 216
- c NIFTP の診断基準······················ 218

- d NIFTP 診断の実際······················ 219
- e NIFTP 診断の問題点···················· 220

5 病理専門医から見た NIFTP—NIFTP と診断すべき腫瘍とは何か？────（長沼 廣）221
- a NIFTP の名称が適当かもしれない腫瘍··· 221
- b 異型腺腫······························· 221
- c 硝子化索状腫瘍·························· 222
- d Well differentiated tumor-uncertain malignant potential（WDT-UMP）········· 223
- e 被包型乳頭癌···························· 223
- f 濾胞型乳頭癌···························· 224
- g 大濾胞型乳頭癌·························· 224
- h 篩型乳頭癌······························ 224
- i まとめ································· 225

6 超音波専門医からみた NIFTP───（志村浩己）226
- a 濾胞型乳頭癌の超音波診断·············· 226
- b 濾胞型乳頭癌における NIFTP と NIFTP 以外の濾胞型乳頭癌との超音波所見の違い································ 227
- c NIFTP の臨床像························ 227
- d NIFTP の診断における超音波診断の位置付け····························· 229

7 内分泌外科専門医からみた NIFTP
────（鈴木眞一）232
- a 術前診断─過剰診断からの対応············ 232
- b 治療································· 234
- c 術後診断······························· 234
- d NIFTP は術前診断可能か··············· 234
- e NIFTP 導入の問題点···················· 235

索引···································· 237

本書で用いている甲状腺腫瘍の組織分類と細胞診の判定区分をここに示します．わが国の甲状腺病理学の専門家からなる日本甲状腺病理学会・理事会および集学的学術団体である日本甲状腺外科学会（現・日本内分泌外科学会）・病理委員会のメンバーに基本的に支持されている分類です．

甲状腺腫瘍の組織学的分類

1. 良性腫瘍 benign tumors
   a. 濾胞腺腫 follicular adenoma
      特殊型 variants
        1）好酸性細胞型濾胞腺腫 follicular adenoma, oxyphilic cell（oncocytic）variant
        2）明細胞型濾胞腺腫 follicular adenoma, clear cell variant
        3）異型腺腫 atypical adenoma
2. 悪性腫瘍 malignant tumors
   a. 乳頭癌 papillary carcinoma
      特殊型 variants
        1）濾胞型乳頭癌 papillary carcinoma, follicular variant
        2）大濾胞型乳頭癌 papillary carcinoma, macrofollicular variant
        3）好酸性細胞型乳頭癌 papillary carcinoma, oxyphilic cell（oncocytic）variant
        4）びまん性硬化型乳頭癌 papillary carcinoma, diffuse sclerosing variant
        5）高細胞型乳頭癌 papillary carcinoma, tall cell variant
        6）充実型乳頭癌 papillary carcinoma, solid variant
        7）篩型乳頭癌 papillary carcinoma, cribriform variant
        8）その他の亜型 other variants
   b. 濾胞癌 follicular carcinoma
      浸潤様式からみた分類
        1）微少浸潤型濾胞癌 follicular carcinoma, minimally invasive
        2）広汎浸潤型濾胞癌 follicular carcinoma, widely invasive
      特殊型 variants
        1）好酸性細胞型濾胞癌 follicular carcinoma, oxyphilic cell（oncocytic）variant
        2）明細胞型濾胞癌 follicular carcinoma, clear cell variant
   c. 低分化癌 poorly differentiated carcinoma
   d. 未分化癌 undifferentiated（anaplastic）carcinoma
   e. 髄様癌 medullary carcinoma
        付）混合性髄様・濾胞細胞癌 mixed medullary and follicular cell carcinoma
   f. リンパ腫 lymphoma
3. その他の腫瘍 other tumors
   a. 硝子化索状腫瘍 hyalinizing trabecular tumor
   b. 円柱細胞癌 columnar cell carcinoma
   c. 粘液癌 mucinous carcinoma
   d. 粘表皮癌 mucoepidermoid carcinoma
   e. 胸腺様分化を示す癌 carcinoma showing thymus-like differentiation（CASTLE）
   f. 胸腺様分化を伴う紡錘形細胞腫瘍 spindle cell tumor with thymus-like differentiation（SETTLE）
   g. 扁平上皮癌 squamous cell carcinoma
   h. 肉腫 sarcomas
   i. その他
   j. 続発性（転移性）腫瘍 secondary（metastatic）tumors
4. 分類不能腫瘍 unclassified tumors
5. 腫瘍様病変 tumor-like lesions
   a. 腺腫様甲状腺腫 adenomatous goiter
   b. アミロイド甲状腺腫 amyloid goiter
   c. 囊胞 cyst

〔日本甲状腺外科学会（編）：甲状腺癌取扱い規約 第7版，p15，金原出版，2015 より転載〕

viii

甲状腺細胞診の判定区分と該当する所見および標本・疾患

判定区分	所見	標本・疾患
検体不適正 unsatisfactory	細胞診断ができない	標本作製不良(乾燥，変性，固定不良，末梢血混入，塗抹不良など)． 病変を推定するに足る細胞あるいは成分(10個程度の濾胞上皮細胞からなる集塊が6個以上，豊富なコロイド，異型細胞，炎症細胞など)がない．
囊胞液 cyst fluid	囊胞液で，コロイドや濾胞上皮細胞を含まない	良性の囊胞に由来する．稀に囊胞形成性乳頭癌が含まれることがある．
良性 benign	悪性細胞を認めない	正常甲状腺，腺腫様甲状腺腫，甲状腺炎(急性，亜急性，慢性，リーデル)，バセドウ病などが含まれる．
意義不明 undetermined significance	良性・悪性の鑑別が困難，他の区分に該当しない，診断に苦慮する	乳頭癌の可能性がある(乳頭癌を示唆する細胞が少数，腺腫様甲状腺腫と乳頭癌の鑑別が困難，橋本病と乳頭癌の鑑別が困難)，特定が困難な異型細胞が少数，濾胞性腫瘍と乳頭癌の鑑別が困難，橋本病とリンパ腫との鑑別が困難，などが含まれる．
濾胞性腫瘍 follicular neoplasm	濾胞腺腫または濾胞癌が推定される，あるいは疑われる	多くは濾胞腺腫，濾胞癌である．好酸性細胞型や異型腺腫を推定する標本も含まれる．腺腫様甲状腺腫，濾胞型乳頭癌，副甲状腺腺腫のこともある．
悪性の疑い suspicious for malignancy	悪性と思われる細胞が少数または所見が不十分なため，悪性と断定できない	種々の悪性腫瘍および硝子化索状腫瘍が含まれるが，その多くは乳頭癌である．乳頭癌を疑うが濾胞性腫瘍が否定できない標本も含まれる． 良性疾患で含まれる可能性のあるものとしては，異型腺腫，腺腫様甲状腺腫，橋本病などがある．
悪性 malignant	悪性細胞を認める	乳頭癌，低分化癌，未分化癌，髄様癌，リンパ腫，転移癌などが含まれる．

〔日本甲状腺外科学会(編)：甲状腺癌取扱い規約 第7版．p56．金原出版，2015より転載〕

I 総論

1 甲状腺細胞診の臨床検査における位置付け

a 細胞診と組織診の関係

　細胞診と組織診の関係は病理検査／診断 pathological examination ／ pathological diagnosis の車の両輪ともいうべき，基本的な構成要素である（表1）.

　一般的には，組織診は確定診断（最終診断），細胞診は補助診断として扱われる．したがって，細胞診の判定内容を確認するために組織診が行われる．両者の判断しにくい違いが生じた際は，組織診の判断が優先される．これは，細胞診がスタートした時点では剝離細胞診 exfoliative cytology であり，変性などのアーテファクトが生じやすく，情報量が少ない検体であり，組織診ほどの精緻な内容を判定できないなどの理由によるものであった.

　その後，穿刺吸引細胞診 fine needle aspiration（cytology）〔FNA（FNAC）〕が用いられるようになると，細胞診がカバーする領域は拡大した．かつ剝離細胞診にくらべ，より新鮮な細胞が採取できるようになり，判定内容はより組織診に近づいた.

　この流れのなかで，わが国ではまず前立腺細胞診が組織診と同等の判定内容を得ることができると評価された.「前立腺癌取扱い規約」第1版（1985年）において，"穿刺吸引細胞診を施行した症例では，針生検組織診を省略できる"と記載されるに至った．つまり，前立腺では穿刺吸引細胞診は補助診断ではなく，確定診断として扱われるようになった．その当時の前立腺細胞診では，腺癌か否かが主眼であった．しかしながら，その後の前立腺癌診療の進展によって，特に治療法が多岐にわたって開発されたことに伴い，単に腺癌であるというだけでは治療方針の指針とはなりえず，針生検組織診による Gleason 分類が要請されるようになった．これは腺癌の所見をスコア化して1～5の5段階評価し，さらに2つの所見のスコアを合算して2～10の9段階に分けて評価するものである．この動きに穿刺吸引細胞診の判定は対応できず，せっ

表1　病理検査／病理診断

・組織診：確定診断
・細胞診
　剝離細胞診：補助診断（スクリーニング）
　穿刺吸引細胞診〔FNA（FNAC）〕：補助診断・確定診断

表2 甲状腺結節の病理診断（治療開始前）：細胞診と組織診の優劣

・診断内容
　　穿刺吸引細胞診（FNA）　≧　針生検組織診
・患者の負担
　　穿刺吸引細胞診（FNA）　>>>　針生検組織診

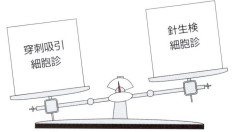

図1 甲状腺穿刺吸引細胞診の意義（特に治療開始前）

かく得られた組織診と同等の判定内容を示すという立場を保つことができなくなり，臨床検査としては用いられなくなった．

他方，腹水，胸水などの体腔液の診断に関しては組織診検体採取ができないために，剥離細胞診に頼らざるをえないという事情がある．体腔液の検体に免疫染色を施すことができるため，組織診の所見がなくても癌の原発巣を絞り込むことが可能である．

現在，わが国では細胞診の80％以上の検体数を占める子宮頸部は剥離細胞診である．細胞診でHSIL／CIN3（CIS）と判定しても，その裏づけのためには組織診による最終的な診断が必要とされる．

乳腺細胞診も穿刺吸引細胞診が普及しているが，針生検組織診 core needle biopsy（CNB）により診断が確定される．

甲状腺領域の穿刺吸引細胞診は確定診断として扱われている．しかしながら，甲状腺以外の領域においては，細胞診は一般的には補助診断として位置付けられているのが現状である．

b 甲状腺穿刺吸引細胞診

甲状腺領域における剥離細胞診の施行は，手術や生検組織診用に採取された検体割面のタッチ・スメアなど，限られたものである．

一方，治療開始前の甲状腺領域の疾患に対しては，一般的に穿刺吸引細胞診が行われ，頸部リンパ節に対しても同様である．また，術後など，治療開始後の経過観察にも用いられている．

「甲状腺癌取扱い規約（以下，「規約」）」第7版（2015年）[1]では，甲状腺穿刺吸引細胞診の臨床的意義を，以下のように記述している．

　①手技が簡単
　②患者の苦痛が少ない
　③繰り返し実施できる
　④質的診断の精度が針生検組織診と同等

とりわけ，疾患判定との関連で④の記述は重要で，針生検組織診は省略することができると述べている．このことは，穿刺吸引細胞診が，確定診断として用いうるということを示している（表2，図1）．

前立腺細胞診が行われなくなった現在では，甲状腺穿刺吸引細胞診は細胞診が確定

表3 福島県県民健康調査	表4 甲状腺限局性病変の診断手順
1次検査(スクリーニング) 　超音波検査(ポータブル) 2次検査(精密検査) 　超音波検査(高性能機器) 　穿刺吸引細胞診 甲状腺手術検体 　組織学的診断(組織診)	①問診・触診 ②超音波検査 ③穿刺吸引細胞診

診断として病理診断を代表しうる唯一の領域である.

　実際に,福島第一原子力発電所事故の事後対策として施行されている福島県県民健康調査・甲状腺部門では,超音波検査で異常所見がありその所見が一定の基準に該当する場合は,穿刺吸引細胞診が施行される.細胞診の判定結果によって手術や経過観察などの臨床的対応が決定され,針生検組織診は組み込まれていない.つまり,治療開始前の最終診断の役割を担っているのは穿刺吸引細胞診なのである(表3).

　公的なプロトコールに穿刺吸引細胞診の位置付けが明示されているという事実は,「規約」第7版に「④質的診断の精度が針生検組織診と同等」と記述されているということは別の意味でインパクトが大きい.「規約」第7版で推奨されている内容が,現実に大きなプロジェクトのなかに活かされているのである.

　甲状腺の結節形成性病変や嚢胞などの限局性病変の診断では,最終診断はもっぱら穿刺吸引細胞診がその役割を担っている(表4).一方,組織診は,手術で摘出された甲状腺やリンパ節の診断に用いられる(表3).

2 甲状腺疾患の細胞診と組織診

a 甲状腺細胞診の対象となる疾患

甲状腺穿刺吸引細胞診の主な目的は病変の良・悪性の鑑別と，疾患名の特定である．細胞診の対象となる疾患は多岐にわたるが，おおむね表1のような疾患である．このほか，良性疾患としては橋本病や腫瘍様甲状腺腫，亜急性甲状腺炎などがあげられる．腫瘍ないし腫瘍関連の結節形成性病変の理解のためには，上皮成分の病的増殖を過形成・良性腫瘍・悪性腫瘍に分けて，その発生母細胞別に整理するとわかりやすい（表2）．

甲状腺癌の組織分類は「規約」第7版[1]では亜型を含めると多くの疾患がある（viii頁，甲状腺腫瘍の組織学的分類を参照）．細胞診ではこれらの亜型のいくつかも推定診断の対象とされる．しかし，一般的には表3の通り濾胞上皮細胞由来の乳頭癌・濾胞癌・低分化癌・未分化癌，C細胞由来の髄様癌，主に橋本病に発生するリンパ腫の6つの疾患をまず念頭におけばよい．

b 甲状腺癌取扱い規約／WHO甲状腺組織分類との関係

「規約」第1版は，国際対癌連合（UICC）のTMN分類をベースにしつつ，さらに詳しい臨床所見の記載と病理組織分類の統一を図ることを目指して1977年に発行された[2]．発行母体は日本甲状腺外科検討会で，日本甲状腺外科学会の前身である．なお，日本甲状腺外科学会は2019年をもって日本内分泌外科学会に拡充改組される．

「規約」は国際的に用いられている基準を念頭におきつつ，わが国の医療を適切に展開するための指針として作成されている．国際分類や国際規約の単なる翻訳ではなく，わが国の医療の現状とあるべき姿が示されている点は重要である．

「規約」には第4版（1991年）[3]より細胞診の項目が新たに設けられ，第6版（2005年）[4]ではパパニコロウ・ソサエティの提唱[5]に呼応した細胞診報告様式を掲載した．

表1 主な甲状腺疾患

自己免疫疾患：
　バセドウ病（グレーブス病）
　橋本病（慢性甲状腺炎）
腫瘍・腫瘍関連疾患：
　腺腫様甲状腺腫
　濾胞腺腫・悪性腫瘍

表2 甲状腺上皮成分の病的増殖

	濾胞上皮細胞	C細胞
過形成	腺腫様甲状腺腫	C細胞過形成
良性腫瘍	濾胞腺腫	–
悪性腫瘍	乳頭癌　濾胞癌 低分化癌　未分化癌	髄様癌

表3 甲状腺癌の組織型

1. 乳頭癌	papillary carcinoma
2. 濾胞癌	follicular carcinoma
3. 低分化癌	poorly differentiated carcinoma
4. 未分化癌	undifferentiated（anaplastic）carcinoma
5. 髄様癌	medullary carcinoma
6. リンパ腫	lymphoma

注：WHO甲状腺癌組織分類 第4版（2017年）では未分化癌の英文組織データとしてはanaplasticのみが採用されている（表5参照）．

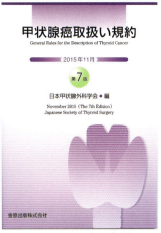

図1　甲状腺癌取扱い規約

第7版（2015年）.

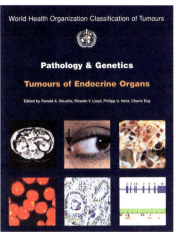

図2　WHO甲状腺癌組織分類

第3版（2004年）．甲状腺癌は本版より，内分泌臓器腫瘍として下垂体や膵ラ氏島などの癌とあわせたモノグラフとして刊行されるようになった．

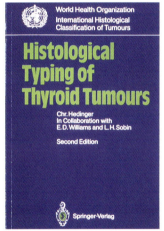

図3　WHO甲状腺癌組織分類

第2版（1988年）．

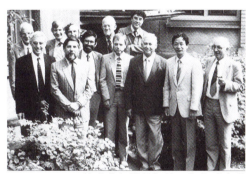

図4　WHO甲状腺癌組織分類第2版作成会議のメンバー

世界各地より12名の病理医が招聘された．スイス・チューリッヒ大学（1986年7月）．

　これは従来のパパニコロウ・クラス分類や，良性・疑陽性・悪性3段階分類から脱却し，検体の適否からはじまる新たなカテゴリーを提唱した画期的なものであった．この報告様式の基本的な考え方は現行の「規約」第7版（2015年）[1]（図1）に受け継がれている．

　組織分類に関しては，現行の「規約」第7版ではWHO甲状腺癌組織分類 第3版（2004年）[6]に準拠している（図2）．WHO甲状腺癌組織分類 第3版ではわが国から提唱された低分化癌 poorly differentiated carcinomaや甲状腺内胸腺腫（CASTLE）が新しい組織型として採用されたが，組織分類の骨子はWHO甲状腺癌組織分類 第2版（1988年）[7]を踏襲している．

　WHO甲状腺癌組織分類 第2版[7]で定められた定義や基準は，それまで混迷を深めていたいくつかの課題に一定の決着をつけた（図3，4）．そして，以後は国際的にも

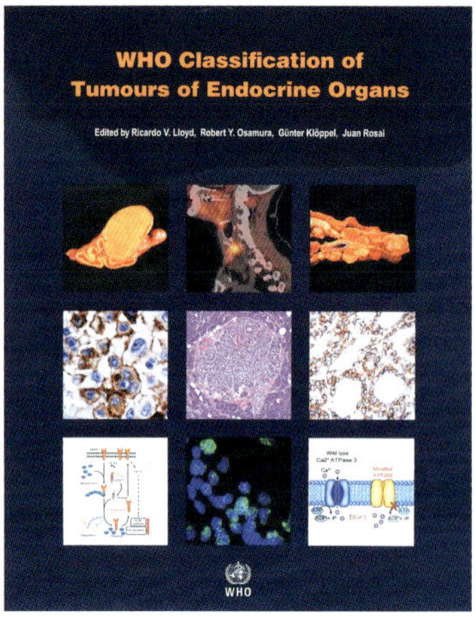

表4　WHO 組織分類 第2版(1988年)のポイント

①乳頭癌の診断：核・細胞の特徴を重視
　　"乳頭状"は必要条件ではない
　　濾胞型乳頭癌　papillary carcinoma, follicular variant を採用
②濾胞癌・濾胞腺腫の鑑別：細胞診では良・悪性の鑑別はできない
③微小癌の基準：最大径 1.0 cm に統一

図5　WHO 甲状腺組織分類
第4版(2017年).

国内でも広く用いられてきた．その要点は表4 に示されている．

①乳頭癌 papillary carcinoma の診断には乳頭状構造はなくてもよく，核や細胞の所見に診断の重点がおかれた．すりガラス状核 ground glass nucleus，核の溝 nuclear groove，核内細胞質封入体 intranuclear cytoplasmic inclusion body などの特徴ある所見がそろえば，それだけで乳頭癌と診断する．これらの所見があっても濾胞構造のみの場合は，それ以前は濾胞癌 follicular carcinoma とされたが，第2版以降は濾胞型乳頭癌 papillary carcinoma, follicular variant と診断されるようになった．これにより，細胞診では乳頭癌と推定されたが組織診では濾胞癌であったという症例は，組織診でも乳頭癌と診断されるようになった．そのため，細胞診・組織診の診断の乖離症例が減少した．

②濾胞癌・濾胞腺腫の鑑別は細胞診では不可能と明記された．これにより，細胞診では濾胞性腫瘍 follicular tumor と判定することで，細胞診による良・悪性の鑑別点に関する議論に終止符を打つことができた．

③微小癌 microcarcinoma の基準が直径 1 cm 以下の甲状腺癌と決められた．とりわけ甲状腺微小癌が高率に存在すると報告してきたわが国の主張が取り入れられたかたちとなった．

WHO 組織分類とは別に，米国より「ベセスダ・システム細胞診報告様式 The Bethesda System for Reporting Thyroid Cytopathology」(以下，ベセスダシステム)が2008年に提唱された[8]．ここでは，わが国の「規約」と同様，パパニコロウ・ソサエティのカテゴリーの鑑別困難 Indeterminate を意義不明 Undetermined Significance と濾胞性腫瘍 Follicular Neoplasm に分けている．この考え方にわが国は賛同し，現行の「規約」ではベセスダシステムに沿ってカテゴリーを改訂した．

c 「甲状腺癌取扱い規約」第7版の意義と甲状腺細胞診報告様式

本書では「規約」第7版[1]で示されている細胞診報告様式に則って解説されている．2017年には WHO 組織分類は改訂され(図5, 表5)[9]，ベセスダシステムもそれに

表 5　甲状腺腫瘍 WHO 組織分類（2017 年）

本書ではこの組織分類の立場を採用していないが，参考資料として以下に紹介する.

Follicular adenoma 濾胞腺腫
Hyalinizing trabecular tumour 硝子化索状腫瘍
Other encapsulated follicular-patterned thyroid tumours その他の被包型濾胞形成性甲状腺腫瘍
　Follicular tumour of uncertain malignant potential 悪性度不明の濾胞性腫瘍
　Well-differentiated tumour of uncertain malignant potential 悪性度不明の高分化腫瘍
　Non-invasive follicular thyroid neoplasm with papillary-like nuclear features 乳頭癌様の核所見をもつ非浸潤性濾胞性甲状腺腫瘍
Papillary thyroid carcinoma（PTC）乳頭癌
　Papillary carcinoma 乳頭癌
　Follicular variant of PTC 濾胞型乳頭癌
　Encapsulated variant of PTC 被包型乳頭癌
　Papillary microcarcinoma 微小乳頭癌
　Columnar cell variant of PTC　円柱細胞型乳頭癌
　Oncocytic variant of PTC　好酸性細胞型乳頭癌
Follicular thyroid carcinoma（FTC），NOS　濾胞癌 NOS
　FTC, minimally invasive 微少浸潤型濾胞癌
　FTC, encapsulated angioinvasive　被包性血管浸潤型濾胞癌
　FTC, widely invasive 広汎浸潤型濾胞癌
Hürthle（oncocytic）cell tumors 好酸性細胞腫瘍
　Hürthle cell adenoma 好酸性腺腫
　Hürthle cell carcinoma 好酸性細胞癌
Poorly differentiated thyroid carcinoma 低分化癌
Anaplastic thyroid carcinoma　未分化癌
Squamous cell carcinoma　扁平上皮癌
Medullary thyroid carcinoma　髄様癌
Mixed medullary and follicular thyroid carcinoma　混合性髄様・濾胞癌
Mucoepidermoid carcinoma 粘液類表皮癌
Sclerosing mucoepidermoid carcinoma with eosinophilia 好酸球増多を伴う硬化型粘液類表皮癌
Mucinous carcinoma　粘液癌
Ectopic thymoma　異所性胸腺腫
Spindle epithelial tumour with thymus-like differentiation 胸腺様分化を伴う紡錘形細胞腫瘍
Intrathyroid thymic carcinoma　甲状腺内胸腺癌
　－以下略－

〔Lloyd RV Osamura RY, Klöppel G, et al（ed）: WHO Classification of Tumours of Endocrine Organs, 4th ed. IARC, Lyon, 2017 より〕

　基づいて同年には第 2 版[10]が公表された．このたびの改訂は今までの改訂とは異なり，米国の医療事情が色濃く反映されたものとなっている．現在，この改訂が各国の事情にふさわしいものか否かの検証段階といえる．これらの評価に関する議論は関連学会ではしばしば取り上げられ，関係者間での理解は徐々に深まりつつある．

　わが国では，改訂された WHO 組織分類 第 4 版（2017 年）やベセスダシステム第 2 版を，積極的に評価しただちに受け入れるべきとする声は必ずしも多くはないように思われる．「規約」発行母体の日本甲状腺外科学会の規約委員会や病理委員会でも，即採用という判断には至っていない．

　2017 年の改訂の背景には，米国においては細胞診で癌と判定されると甲状腺全摘／放射線治療がガイドラインにより推奨されており，この方針による過剰診療を防ぐため，予後良好と思われる乳頭癌の一部を癌と診断しないことを提唱していることが考えられる．わが国では，癌と診断されても個々の症例の状態により，経過観察を含め

2　甲状腺疾患の細胞診と組織診　　**7**

た複数の選択肢から患者への対応を行っているため，過剰診療は問題となっていない．したがって，今回の改訂を受け入れがたい背景がある．

　たとえ WHO 甲状腺癌組織分類やベセスダシステムが相次いで改訂されたといっても，わが国の甲状腺癌診療にその改訂内容が有意義であるとの判断が下されない限り，現行の「規約」の内容が当面，わが国のスタンダードとして用いられていくものと思われる．前述のように日本甲状腺外科学会の病理委員会の方針としては，2019 年末に発行予定の「規約」第 8 版でも，甲状腺癌組織分類および細胞診報告様式は現行の第 7 版の内容がほぼそのまま採用される流れになっている．

　その意味からも，次章の「Ⅱ．診断カテゴリーに特徴的な細胞所見」(→ 37 頁)では，現行の「規約」に沿った解説がなされる[11]．なお，2017 年に改訂された WHO 甲状腺癌組織分類で話題の中心となっている NIFTP(noninvasive follicular thyroid neoplasm with papillary-like nuclear features，乳頭癌に類似した核所見をもつ非浸潤性濾胞性腫瘍)については，「Ⅲ．NIFTP をめぐる諸問題」の章(→ 197 頁)で，様々な立場から論じられている．

　NIFTP やそれに関連するいわゆる "境界病変" がわが国の「規約」に正式採用されないとしても，国際的には WHO 組織分類に新規に取り上げられた疾患として流布しているので，甲状腺疾患・甲状腺病理診断にかかわる専門家としてはその内容の理解は必要であろう．そのために本書では，NIFTP の概念の解説と NIFTP をめぐる様々な立場からの議論に 1 章をあてている．

3 甲状腺細胞診報告様式の概要

　「規約」第7版[1]の細胞診報告様式に沿って，その概容を解説する．「Ⅱ．診断カテゴリーに特徴的な細胞所見」における記述もこれに基づくものである．

　報告様式の内容は"判定区分"と"所見および推定病変"が2本の柱である．

a 判定区分

　まず，作製された標本が，鏡検による判定に適したものであるか否かを判断する．すなわち，検体不適正 unsatisfactory か検体適正 satisfactory かに分ける．

　適正とされた症例は，その細胞所見により6つのカテゴリーに分類される（表1）．なお，囊胞液 cyst fluid はベセスダシステムでは検体不適正として扱われるが，わが国の「規約」では適正標本を評価している．

　細胞診では濾胞癌・濾胞腺腫の鑑別はできないとの立場から，濾胞性腫瘍として一括される．従来の鑑別困難というカテゴリーは意義不明と濾胞性腫瘍に二分されている．意義不明には乳頭癌やその他の組織型の癌を否定できない症例が含まれる．濾胞性腫瘍には濾胞癌・濾胞腺腫の可能性が示唆される症例が含まれる．

b 所見および推定病変

　各カテゴリーに判定した根拠となる所見を記載する（ix頁，甲状腺細胞診の判定区分と該当する所見および標本・疾患を参照）．さらにそれに基づいて，推定しうる病変名も付記する．

c ベセスダシステムとの違い

　なお，いくつかの点でベセスダシステムと「規約」には違いがある．

(1)囊胞液の適正・不適正

　ベセスダシステムでは囊胞液は不適正と判定され，再検が要請される（表2）．囊胞性変化のある乳頭癌の癌細胞が，検体として採取されなかった場合を想定しての不適正判定である．これを囊胞液（良性）と判定すると誤判定 underdiagnosis となるからである．

表1　甲状腺細胞診判定区分

検体不適正	unsatisfactory
囊胞液	cyst fluid
良性	benign
意義不明	undetermined significance
濾胞性腫瘍	follicular neoplasm
悪性の疑い	suspicious for malignancy
悪性	malignant

〔日本甲状腺外科学会（編）：甲状腺癌取扱い規約 第7版．p54，金原出版，2015より引用〕

表2　甲状腺細胞診報告様式の判定区分：甲状腺癌取扱い規約（2015年）とベセスダシステム（2017年）の対比

甲状腺癌取扱い規約・第7版（2015年）	ベセスダシステム報告様式・第2版（2017年）
1. 検体不適正 unsatisfactory	Ⅰ. ND/UNS nondiagnostic / unsatisfactory
2. 囊胞液 cyst fluid	
3. 良性 benign	Ⅱ. Benign
4. 意義不明 undetermined significance	Ⅲ. AUS/FLUS atypia of undetermined significance/ follicular lesion of undetermined significance
5. 濾胞性腫瘍 follicular neoplasm	Ⅳ. FN/ SFN follicular neoplasm / suspicious for a follicular neoplasm
6. 悪性の疑い suspicious for malignancy	Ⅴ. SFN suspicious for malignancy
7. 悪性 malignant	Ⅵ. malignant

表3　検体の適正・不適正の基準

適正：下記の4項目のいずれかの場合を適正とする
　　1）10個程度の濾胞上皮細胞からなる集塊が6個以上
　　2）豊富なコロイド
　　3）異型細胞の存在（細胞数は問わない）
　　4）リンパ球，形質細胞，組織球などの炎症細胞
不適正：下記の2項目のいずれかの場合を不適正とする
　　1）標本作製不良（乾燥，変性，固定不良，末梢血混入，塗抹不良など）
　　2）上記適正の項目のいずれにも該当しない

〔日本甲状腺外科学会（編）：甲状腺癌取扱い規約 第7版．p54，金原出版，2015より転載〕

　しかし，良性の甲状腺囊胞から採取された場合，細胞所見としては上皮成分はなく，組織球のみが目立つ．これは再検しても同じ所見が得られるはずである．しかし，適切に検体採取が行われ，適切に標本が作製されているにもかかわらず，これを不適正検体と判定するのは適切ではないというのが「規約」の立場である．

　「規約」ではこれを適正検体と判断し，囊胞液というカテゴリーを設けている．広義には良性カテゴリーに含まれるが，ベセスダシステムとの対比が必要になる際の便宜を考慮し，良性とは別のカテゴリーにしてある．

　なお，超音波所見で，囊胞とともに充実性部分がみられる症例では，囊胞液という判定であっても再検が求められることはいうまでもない．

表4　甲状腺細胞診：付帯事項

1）検体不適正が占める割合は，細胞診検査総数の10%以下が望ましい．10%を超える場合は採取方法，標本作製方法についての検討が必要である．

2）意義不明が占める割合は，検体適正症例の10%以下が望ましい．

3）濾胞性腫瘍が占める割合は，検体適正症例の10%以下が望ましい．

4）悪性の疑いは，その後の組織学的検索で本区分の80%以上が悪性であることが望ましい．

5）意義不明や濾胞性腫瘍における10%，および悪性の疑いにおける80%の数値から明らかに逸脱するときは細胞診断に関する検討が必要である．

6）細胞診では，画像所見との整合性を考慮して診断することが望ましい．

〔日本甲状腺外科学会（編）：甲状腺癌取扱い規約 第7版，p56，金原出版，2015より引用〕

(2)悪性危険度と推奨する臨床対応

　ベセスダシステムでは悪性の危険度と推奨する臨床的対応についても記されている．しかし，各腫瘍の頻度や甲状腺手術の適応，社会的状況がわが国と米国とでは異なるため，ベセスダシステムで示されている基準をそのままわが国に導入することは困難であるとの理由で「規約」では言及されていない．

(3)その他の事項

　このほか，「規約」には検体の適正・不適正の基準（表3）や判定にあたっての付帯事項（表4）も記されている．

4 検体採取と検体処理

a 穿刺吸引手技

(1)目的
- 甲状腺病変の質的診断を行うことにより，良性，悪性を区別する．
- 腫瘍の組織型，例えば，乳頭癌，髄様癌，未分化癌などを推定する．
- 良性と診断することによる不必要な手術を減少させる．
- 機能的診断（亢進症，低下症）はできない．

(2)適応と禁忌

適応
- 結節性病変，超音波検査上での腫瘤様低エコー部
- 囊胞の排液時に細胞診を併用
- 抗甲状腺抗体陰性のびまん性甲状腺腫
- 超音波検査上でびまん性に微細石灰化がある甲状腺
- 炎症性疾患（急性甲状腺炎）の確認，非定型的な炎症性疾患（痛みのない亜急性甲状腺炎）の診断
- 甲状腺切除部位に出現した結節

禁忌
- 甲状腺機能亢進状態のバセドウ病
- 頸部を静止できない患者
- 検査協力，インフォームドコンセントが得られない患者
- 抗凝固薬の服用や出血傾向は絶対的禁忌ではない

適応外
- 定型的な亜急性甲状腺炎・慢性甲状腺炎・良性囊胞
- 5 mm 以下の結節，10 mm 以下の超音波上良性の結節，20 mm 以下の囊胞

(3)インフォームドコンセント
　下記の内容を説明し，患者の理解を得る必要がある．十分な理解により検査時の患者協力が得られやすい．
- 目的・必要性・他の診断方法との比較
- 方法・手技・費用
- 合併症（血管や気管への刺入，出血，血腫，急性化膿性甲状腺炎，腫瘍の梗塞，甲状腺急性浮腫，一過性反回神経麻痺など）
- 検査中・検査後の注意事項
- 検体の目的外使用に関する説明

(4)準備と前処理
- 表 1 に列挙したものを準備する．
- 麻酔は通常行わない．

12 ｜ 総論

表1　穿刺時に準備するもの

- 超音波装置
- 22 G前後の注射針(排液目的の場合は18〜20 G)
- 10〜20 mLのシリンジ,吸引ピストル
- ゲル状消毒剤(超音波用ゼリーの代用)
- 止血用品(ガーゼ,絆創膏など)
- エクステンションチューブ
- プローブカバー(コンドーム),滅菌ゼリー
- スライドガラス,アルコール・キシレン耐性ペン
- 固定液(塗抹標本用,液状処理標本用)
- 風乾用送風機

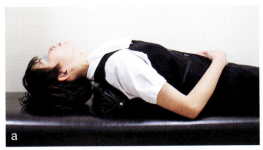 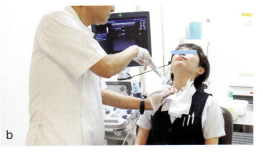

図1　穿刺時の姿勢.
a:仰臥位,b:坐位.

- 穿刺針を刺入している数秒間は,①動かない,②声を出さない,③飲み込まないことを徹底確認する(呼吸は止めなくてよい).
- 刺入部とプローブカバーを消毒する.
- 超音波用ゼリーの代用として,ゲル状消毒剤を用いる
- 患者の前頸部をできる限り伸展させる(腫瘤の固定と皮膚からの距離を短くするため)
  　仰臥位:ベッド上で仰臥位にし,頸部から肩背部に枕を入れる(図1a).
  　坐位:椅子に着席し,ヘッドレストを調整し,天井を見上げる(図1b).超音波
  　　　 モニターが見やすい.

(5) 超音波診断装置の設定

- プローブの選択:大きな甲状腺疾患の処置にも対応を要求されるため,減衰度を考慮すると中心周波数は7〜10 MHzが妥当で,保持しやすい形状,軽量が望ましく,視野幅は30 mmから50 mmを選ぶ.
- フレームレートとフレーム間補正:フレームレートは画像に影響がない程度に早い設定が理想的で,少なくとも20 fps以上は必要である.強いフレーム間補正は,画像の残像感も強くなり微妙な針先の表現ができない可能性があるため好ましくない.
- ダイナミックレンジとエッジエンハンス:針先の認識度を上げる観点としては,45〜60 dBの比較的狭いダイナミックレンジが適切である.エッジエンハンスは強くか

けたほうが認識性に優れる.
- コンパウンド処理：コンパウンド処理により穿刺針の視認性が向上するが，フレームレートが極端に低下することに注意する.

(6)穿刺部位
- 不均質な充実性結節：低エコー部を穿刺する(図2a).
- 充実部と嚢胞部が混在する結節：充実部を穿刺する(図2b).
- 充実部を有する嚢胞性結節：嚢胞液を吸引後あるいは吸引前に充実部を穿刺する(図2c).
- 結節内結節(nodule in nodule)：それぞれの部位を穿刺する(図2d).
- 衛星結節を伴う結節：主結節と衛星結節の両方を穿刺する. ともに濾胞性腫瘍の細胞像だと，画像所見を加味し，濾胞癌が推定できる(図2e).
- 石灰化結節：石灰化結節内への刺入を試みる. 細い針・長い針は撓るため不向きである(図2f).
- リンパ腫の疑い：結節の中央(低エコー部)を穿刺する. 辺縁部では橋本病との区別が難しい(図2g).
- 未分化癌の疑い：結節の周辺か，ドプラで血流のある部を穿刺する. 結節の中央はしばしば壊死に陥っている(図2h).
- びまん性硬化型乳頭癌の疑い：甲状腺内ならどこでもよい. 境界が不明瞭な結節様病変があれば，そこをターゲットとする(図2i).

(7)刺入法
刺入法には交叉法と同一平面法がある(図3, 表2).
- 交叉法：針先が超音波スライス内の領域に入るまで見えないので，ある程度経験が必要であるが，安全で，どの部位でも穿刺可能で，検査時間が短い. 針先を刺入する際は，目的の部位の深さに応じて，プローブと針との角度を調節する. 深い場合は，角度を小さくし，浅い場合は角度を大きくする(図4).
- 同一平面法：超音波断層面に穿刺針を挿入する方法で，ガイドがあり，初心者でも施行しやすいが，針が撓りやすく，石灰化結節には不向きで，穿刺不可能な部位がある.

(8)原理
穿刺針を目的とする位置に挿入し，針を前後あるいは回転させる操作により，組織を切り取り，検体を注射針内に収める. 採取した検体は，プレパラート上に塗抹され，固定，染色の過程を経て，形態的に診断される. 必要に応じて，免疫細胞化学的検索が行われることがある.

一般的に穿刺吸引細胞診と呼ばれているが，検体を採取する原理は吸引操作ではなく，針先を素早く動かすことによる切り取り操作が重要である. 陰圧はわずか(0.3 mL以下)で十分であり，腫瘍の内圧と毛細管現象を利用した無吸引穿刺法も行われている. また，細胞ではなく，組織を採取する検査と理解しておくべきである.

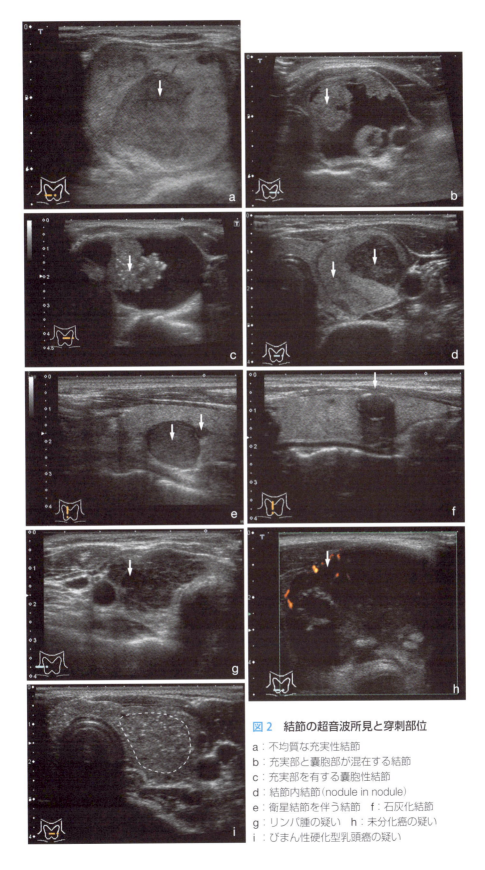

図2 結節の超音波所見と穿刺部位

a：不均質な充実性結節
b：充実部と囊胞部が混在する結節
c：充実部を有する囊胞性結節
d：結節内結節（nodule in nodule）
e：衛星結節を伴う結節　f：石灰化結節
g：リンパ腫の疑い　h：未分化癌の疑い
i：びまん性硬化型乳頭癌の疑い

表2　交叉法と同一平面法の利点と欠点

	交叉法	同一平面法
利点	・穿刺針が短く，最短距離で到達 ・針先の自由度が高い ・穿刺針の剛性が強く，石灰化結節に適する ・目的部位に到達しやすい ・周囲臓器損傷の危険性が低い ・検査時間が短い	・針全体を描出できる ・小さな病変も穿刺しやすい ・初心者でも施行しやすい
欠点	・針先しか描出できない ・手技に熟練度が必要	・穿刺針が長く，微細な調節が困難 ・針が撓りやすい ・石灰化結節に刺入しにくい ・穿刺不可能な部位が多い ・周囲臓器損傷の危険性がある

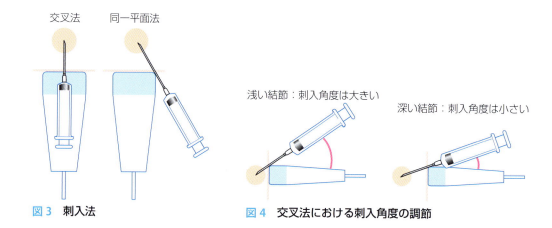

図3　刺入法

図4　交叉法における刺入角度の調節

(9) 穿刺方法

- 吸引ピストルを用いる方法：1人で操作が可能で，陰圧の程度，吸引時間の調節が容易である(図5a)．
- エクステンションチューブを用いる方法：注射器を取り換えることにより多量の液状検体を吸引できるため，排液に適する(図5b)．
- 無吸引穿刺法：注射針のみを用いる方法で，腫瘍の内圧と毛細管現象を利用し，検体を採取する．血液の混入が少ない．良性結節では採取細胞量が少なくなる(図5c)．

(10) 穿刺手技(図6)

- 刺入：針先が結節内の目的部位にあることを超音波上で必ず確認する．
- 切り取り：わずかに(0.3 mL以下)陰圧をかけたまま，針を前後にピストン運動，あるいは回転を加えながら，組織を切り取る．陰圧が大きいと，細胞よりも血液を吸引することになる．ピストン運動は結節からはみ出さないようにする．ピストン運動が早い(1秒間に3〜5往復)ほど採取量は多くなり，遅いと組織は針内に入りにくい．

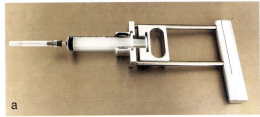
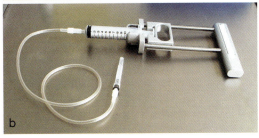
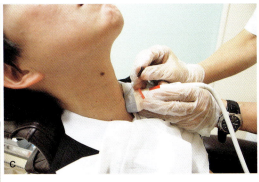

図5 穿刺方法
a：吸引ピストルを用いる方法
b：エクステンションチューブを用いる方法
c：無吸引穿刺法

- 陰圧解除と抜去：切取り運動開始から1〜3秒以内を目処に陰圧を解除し，その後，針を抜く．検体がハブ内に見えたら，直ちに切り取りを終える．陰圧時間が長いと，細胞よりも血液を吸引することになる．
- 排出：注射針を注射筒から外し，注射筒に空気を入れてから再び注射針を装着し，検体をスライドガラス上に1回で吹き出す．

b 塗抹法

採取した検体の性状や量により最適な塗抹法を選択する．①できる限り血液を排除すること，②できる限り薄く塗抹すること，③乾燥変性させないことが大切である．

- 合わせ法(図7)：基本的には，組織構築が保たれやすい合わせ法が推奨される．半固形物，粘稠な液状検体，少量の液状検体の場合に適している．塗抹面を，もう1枚のスライドガラスで押さえ付け，そのまま上下に離す．
- 擦り合わせ法(図8)：検体を2枚のスライドガラスで挟み，水平にずらすことにより検体を引き伸ばす．細胞が多い場合は，引き始めの部分が厚く塗抹される．検体が少ない場合は，細胞変性を起こしやすい．
- 圧挫法：組織片が採取された場合：検体を2枚のスライドガラスで挟み，指で圧を加えて検体を押しつぶし，その後上下に離す．
- 吹き付け法：採取細胞量が非常に少ない場合は，塗抹操作により乾燥変性を起こしやすいので，検体をスライドガラスに吹き出した際，塗抹操作を行わず，直ちに固定する．
- 遠心塗抹法：囊胞液を吸引した場合，遠心後，沈渣を塗抹する．
- 末梢血除去法(図9)：血液成分が採取された場合，直ちにプレパラートを垂直に立てて，台に叩きつけながら，血液成分を流し落とす．細胞成分が最初に塗抹された部分に顆粒状の物質として確認できる(図10)ので，流れ落ちた血液成分をティッシュペーパーで拭き取った後，合わせ法を行う．

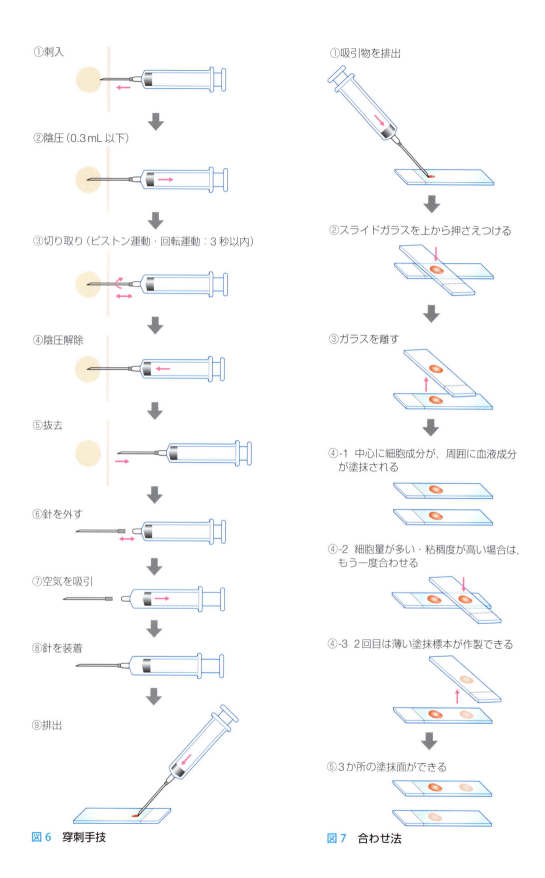

図6 穿刺手技　　図7 合わせ法

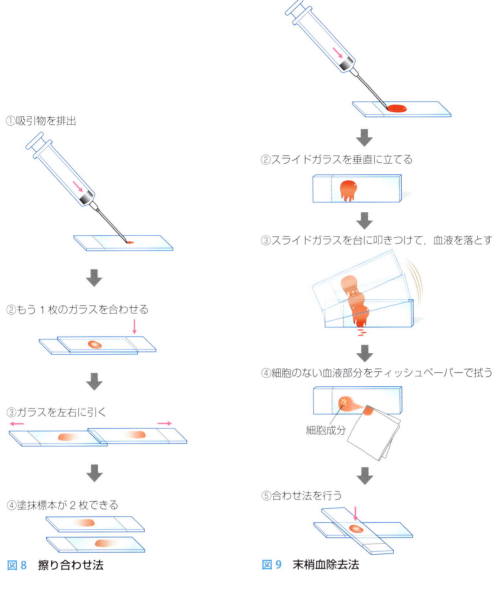

図8 擦り合わせ法

図9 末梢血除去法

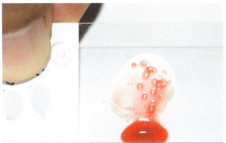

図10 末梢血除去法
血液は下方に流し落とされているが，細胞成分は最初に塗抹された部に留まっている．

4 検体採取と検体処理

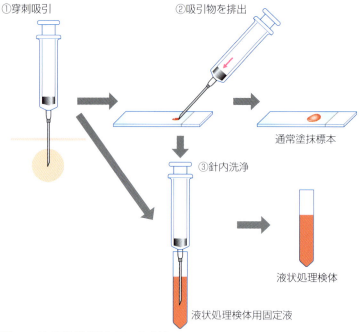

図11 液状処理検体を用いる方法

c 固定法

- 湿固定を行う．湿固定には，液浸固定法（95％エタノール），スプレー固定法，滴下法などがある．
- 塗抹後直ちに固定処理を行うべきであるが，液状処理検体の場合は塗抹後5～30秒間待ってから固定すると，細胞の剝離を防止しやすい．
- ギムザ染色を行う場合には，乾燥固定法を用いる．

d 液状処理検体標本作製法

　液状処理法 liquid-based cytology（LBC）/liquid-based preparation（LBP）とは，細胞診の採取器具から検体を専用保存液内に移し，特別な方法で専用スライドに薄く塗抹する細胞診標本作製法である．

　採取細胞量が少ない場合，末梢血が混入した場合，液状検体の場合，免疫染色が必要と判断した場合に有用である．液状処理検体用固定液は溶血作用・蛋白溶解作用のあるものが推奨される．

　塗抹標本と併用する場合は，通常塗抹を行った後，穿刺針を液状処理検体用固定液で洗浄したものを検体として用いる（図11）．

　フィルター転写法と自然沈降法とがある．

　フィルター転写法には，ThinPrep®法（Hologic）（図12）やCellprep®法（Roche）（図13）があり，細胞は均一に分散され，平面的に塗抹され，重なりが少ない．

　自然沈降法には，CytoRich™法（BD）（図14），TACAS™法（MBL）（図15），LBC PREP™法（武藤化学）（図16）があり，立体的な細胞像が得られる．

①専用のバイアルとフィルターを使用

固定液入りバイアル　フィルター
　　　　　　　　　　直径20mm円

④フィルター表面に細胞が吸着

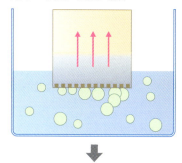

②バイアルとフィルターを塗抹装置にセット．バイアル内の細胞浮遊液を回転攪拌して細胞分布を均一化する

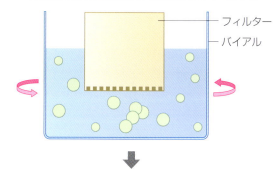

⑤フィルターが向きを変え，専用のスライドガラスへ細胞を圧着転写

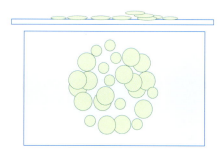

③フィルターから穿刺針洗浄液を吸引

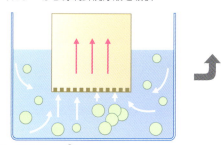

⑥平面的な標本

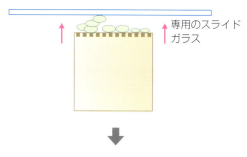

図12　ThinPrep®法

①専用のバイアルとメンブレンフィルター，スライドガラスを使用

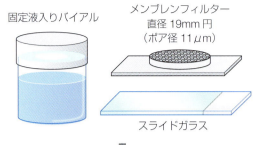

④メンブレンフィルター表面に細胞が吸着

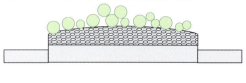

②バイアルとスライドガラスを塗抹装置にセット．メンブレンフィルターは装置により自動供給される

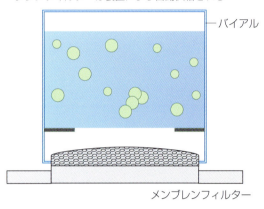

⑤ガラスへのスタンプと共にエアー噴射により，細胞転写を補助する

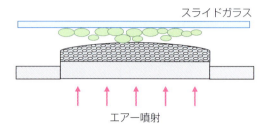

⑥平面的な標本

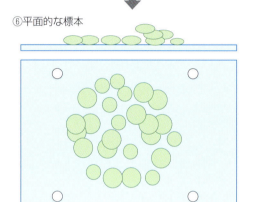

③フィルターを介して穿刺針洗浄液を吸引

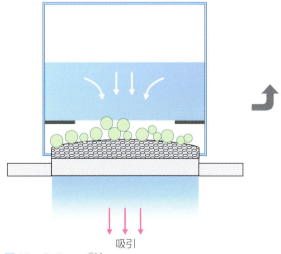

図13 Cellprep®法

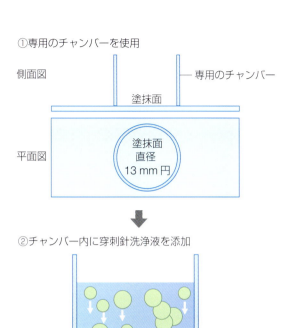

図 14 CytoRich™ 法

4 検体採取と検体処理

①塗抹面以外が撥水加工された専用ガラスを使用

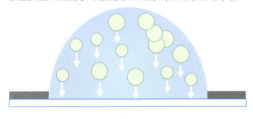

↓

②塗抹面に蒸留水で懸濁された穿刺針洗浄液を添加

↓

③比重を利用した自然沈降（大型細胞や集塊が優先的に塗抹）

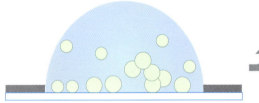

④上清を除去し，洗浄（塗抹細胞は荷電の差によってガラスへ吸着）

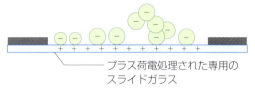

⑤立体構築の保たれた標本

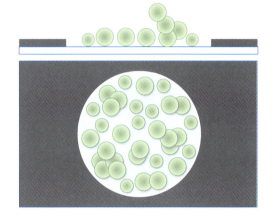

図15　TACAS™法

①専用のバイアルと専用ガラスを使用

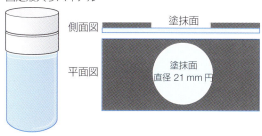

②バイアルのキャップに専用ガラスをセットする

③バイアルを逆さにする

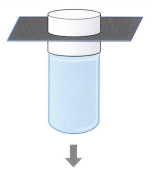

④細胞が自然落下にてガラスに塗抹される

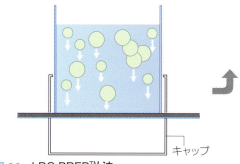

⑤大型細胞や集塊が優先的に塗抹

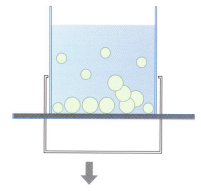

⑥バイアルを元に戻し，ガラス上の余分な細胞浮遊液を除去する

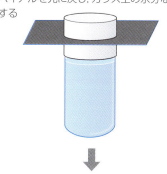

⑦容器に触れないように注意しながら，ガラスを引き抜く

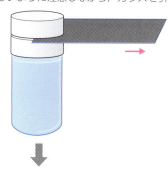

⑧立体構造の保たれた標本

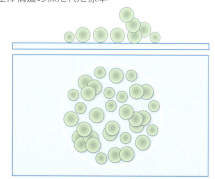

図 16　LBC PREP™ 法

4　検体採取と検体処理　25

表3　液状処理法の長所と短所

長所	短所
・不適正率の減少 ・鏡検時間の短縮 ・塗抹操作による変性なし ・免疫細胞化学染色が容易 ・細胞の重なりが少なく，細胞の観察が容易 ・細胞形の保持能力が高い	・標本作製が煩雑 ・コストの増加 ・鏡検に知識・経験が必要 ・リンパ球が減少し，橋本病の診断が困難 ・乳頭癌のすりガラス状核が認識しにくい

e　液状処理法導入の意義（表3）

　最大の長所は不適正率の減少である．一般的には，液状処理導入により不適正率は半減すると報告されている．塗抹手技の影響を受けず，良好な塗抹標本を作製することができる．複数枚の標本を作製できるため，数種の抗体を用いた免疫細胞化学染色が容易である．塗抹面が少なく，鏡検時間の短縮が図れる．

5 塗抹標本と液状処理標本の見方の違い

a 液状処理標本の導入

　液状処理標本の細胞像は塗抹標本と同じではなく，標本作製法によっても細胞像が異なる．塗抹標本では存在する所見がみられなかったり，逆に液状処理標本に特有の所見が出現したりすることがある．したがって，観察にはその知識と経験が必要である．

　液状処理を導入する際は，採取材料をすべて液状処理標本にする方法もあるが，従来の細胞像と比較ができる塗抹・液状処理併用法を推奨する．この場合，塗抹後に，その針を液状処理固定液で洗浄したもので液状処理標本を作製すればよい．塗抹後の穿刺針洗浄液を用いても十分な細胞を回収でき，塗抹標本上の細胞密度は液状処理標本のほうが高い傾向にある．

b 液状処理標本における細胞像の一般的特徴

　液状処理標本の細胞像は，作製法により異なるし，用いる固定液によっても異なる．ここでは，固定液に CytoRich™RED を用いた CytoRich™ 法標本における細胞所見の特徴を示す(表1)．

(1)背景

　固定液に溶血作用・蛋白溶解作用があることから，赤血球やコロイド成分はみられず，背景はクリーンである．ただし，粘稠なコロイドや泡沫細胞，変性赤血球は残りやすい．粘稠な液状コロイドはサーベル状に観察される．

(2)出現様式

　大型細胞集塊，大型細胞，異型細胞などが塗抹されやすく，小型細胞，孤立散在性細胞，炎症細胞は塗抹されにくいことから，出現細胞の比率が通常塗抹標本とは異なる．出現細胞は，主に細胞集塊として塗抹され，孤立散在性細胞は少ない傾向にある．集塊は組織構築を保ったまま立体的(3次元的)に出現しやすく，乳頭状集塊内部の血管結合織を容易に確認できる．細胞量が多い場合には厚く塗抹されるため，強拡大で焦点が合いにくい場合がある．

表1　液状処理標本の一般的な細胞学的特徴
(CytoRich™RED を用いた CytoRich™ 法標本)

- ・赤血球，コロイド，炎症細胞は消失または減少
- ・粘稠なコロイド，変性赤血球は残存
- ・細胞集塊は立体的
- ・孤立散在性細胞の減少
- ・細胞の収縮・小型化
- ・N/C 比の増大
- ・細胞質・核の濃染傾向
- ・核小体の好酸性，明瞭化，核小体周囲明暈の出現

表2 代表的な甲状腺疾患における液状処理標本の細胞学的特徴
（CytoRich™RED を用いた CytoRich™ 法標本）

橋本病
　・相対的に好酸性細胞の比率が高い
　・リンパ球の減少が橋本病の診断を困難にする

腺腫様甲状腺腫
　・液状コロイドはサーベル状に出現する
　・嚢胞液中の濾胞上皮細胞の出現率が高い

濾胞性腫瘍
　・裸状の毛細血管がみられやすい

乳頭癌
　・すりガラス状クロマチンと重畳核は観察されにくい
　・ジグザグ核は本腫瘍に特徴的である
　・細胞間に間隙 window がみられる
　・高細胞の認識が容易である

髄様癌
　・有尾状細胞質を認識しやすい

リンパ腫
　・lymphoglandular bodies はみられない
　・核の膨化，核クロマチンの網状変性，核膜の断裂がみられる

（3）細胞質

　細胞質は小型化し，細胞質はより濃く染色される傾向がある．細胞膜は保たれやすい．固定により細胞は収縮するため，小型化，N/C 比の増大，核や細胞質の濃染などがみられる．

（4）核

　核は小型化し，クロマチンは濃縮される．核小体は明瞭化し，好酸性で，核小体周囲明暈が出現しやすい．核小体は塗抹標本で青〜黒色を示す症例でも，液状処理標本では好酸性で明瞭にみられ，時に核小体周囲明暈が観察される．

c　代表的な甲状腺疾患における液状処理標本の細胞像（表2）

（1）橋本病（図1）

　リンパ球が減少し，相対的に好酸性細胞の比率が高い．リンパ球の減少が橋本病の診断を困難にすることがある．好酸性細胞の細胞境界がより明瞭である．

（2）腺腫様甲状腺腫（図2〜4）

　薄い液状コロイドや赤血球が減少・消失し，細胞成分の観察が容易になる．粘稠なコロイドや泡沫細胞，多核組織球，変性した赤血球などは消失しにくい．残存した液状コロイドはサーベル状に出現する．通常塗抹標本にて泡沫細胞のみで濾胞上皮細胞がみられない嚢胞化腺腫様甲状腺腫でも，液状処理標本では濾胞上皮細胞が塗抹されていることがしばしばある．

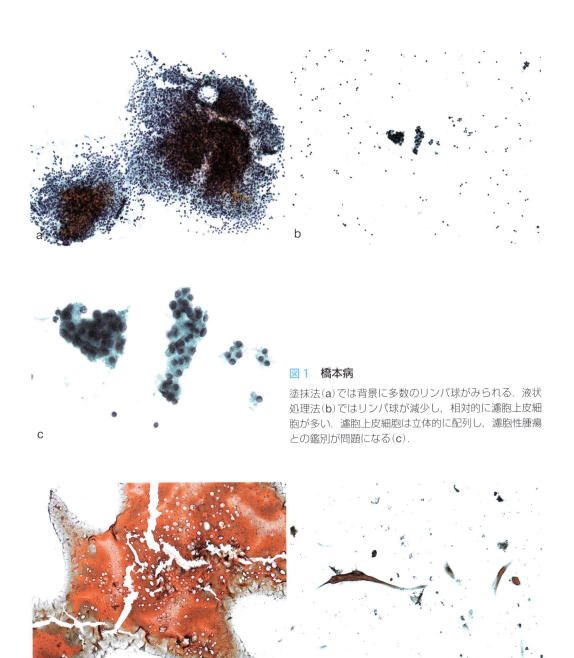

図1　橋本病
塗抹法(a)では背景に多数のリンパ球がみられる．液状処理法(b)ではリンパ球が減少し，相対的に濾胞上皮細胞が多い．濾胞上皮細胞は立体的に配列し，濾胞性腫瘍との鑑別が問題になる(c)．

図2　腺腫様甲状腺腫
塗抹法(a)では背景にコロイドが多量にみえる．液状処理法(b)では多くのコロイドは溶解し，一部のコロイドがサーベル状に残る．

　濾胞上皮細胞は濾胞状，シート状に出現し，細胞の結合性がよい．濾胞集塊は立体的に塗抹されやすい．濾胞集塊外縁の細胞質が明瞭に観察される所見や濾胞集塊外縁に観察される膜様物(基底膜)の存在は濾胞性腫瘍との鑑別に役立つ．シート状配列を示す場合，細胞間に空隙 window がみられることがあるが，この所見は濾胞性腫瘍にはみられない．核小体が目立つことがある．

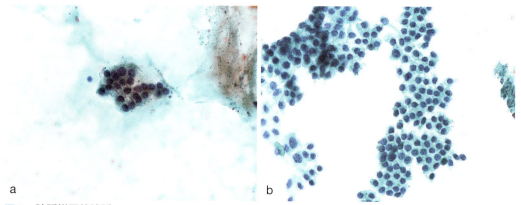

図3 腺腫様甲状腺腫
塗抹法(a)では濾胞上皮細胞がコロイドの中に埋没し,詳細な観察が困難である.液状処理法(b)ではコロイドが溶解し,濾胞上皮細胞が観察されやすい.塗抹される濾胞上皮細胞の集塊が多い.

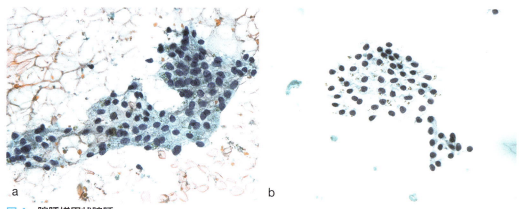

図4 腺腫様甲状腺腫
シート状に濾胞上皮細胞が塗抹されている.塗抹法(a)と比較して,液状処理法(b)では,核は濃縮し,細胞質は変性し,paravacuolar granule が目立つ.

(3) 濾胞性腫瘍(図5, 6)

背景の赤血球が消失するので,通常塗抹標本に比べて細胞観察がしやすい.背景には,裸状の毛細血管がみられることが多い.腫瘍細胞は小濾胞状に出現するが,ほつれ状で,集塊辺縁の細胞質が不明瞭である.核間距離は短く,核はより立体的に観察される.集塊周囲にフィブリンがみられることがある.

(4) 乳頭癌(図7〜12)

通常塗抹標本では背景にしばしばリンパ球がみられるが,液状処理標本ではみられにくい.ローピーコロイドや多核巨細胞は観察される.

細胞集塊は立体的で,大型のものがみられやすく,乳頭状構造の把握が容易である.シート状配列を示す集塊では,細胞間に間隙 window をみることがある.核間距離は広くなり,重畳核はみられにくい.細胞形は保たれやすく,高細胞型乳頭癌にみられる高細胞や細胞突起がみられやすい.核クロマチンは濃縮傾向を示し,乳頭癌

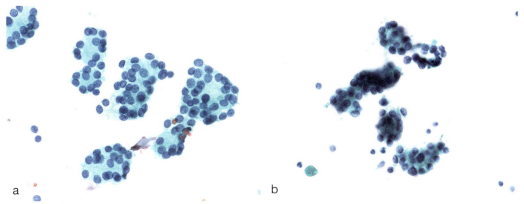

図5 濾胞性腫瘍
小濾胞状集塊がみられる．塗抹法（a）では濾胞状配列は平面的である．液状処理法（b）では濾胞状配列はより小型で，立体的である．

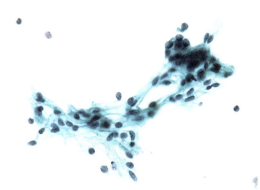

図6 濾胞性腫瘍（液状処理法）
液状処理法では，濾胞性腫瘍の背景に裸状の毛細血管がみられることが多い．

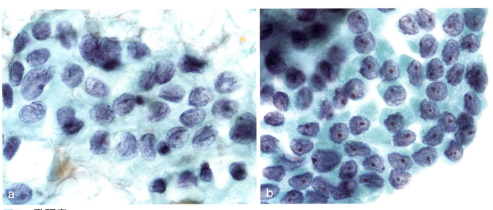

図7 乳頭癌
核の溝が目立つ．塗抹法（a）と比較して，液状処理法（b）では細胞は小型化し，核小体が目立ち，細胞質はより濃く染色され，細胞間に間隙 window がみられる．

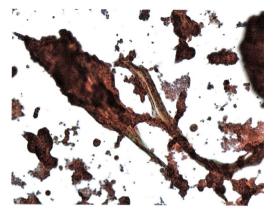

図8　乳頭癌（液状処理法）
液状処理法では，大型組織塊がその構造を保ったまま塗抹されやすく，乳頭状構造を観察しやすい．

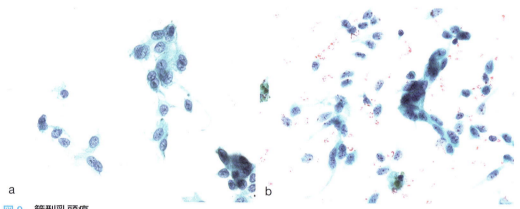

図9　篩型乳頭癌
細胞質が突起状に伸長している所見（高細胞を示唆する重要な所見）は塗抹法（a）よりも，液状処理法（b）のほうがわかりやすい．

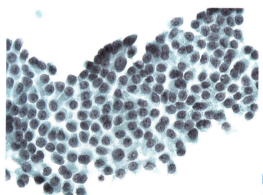

図10　乳頭癌（液状処理法）
シート状集塊では，細胞間に間隙windowがみられる．

に特徴的なすりガラス状核の観察は困難である．
　核縁に数か所の陥凹や切れ込みがみられ，核はジグザグ状 convoluted nuclei，脳回状を呈する．この所見は乳頭癌の約4割に認められ，液状処理標本における乳頭癌に特徴的所見とされている．

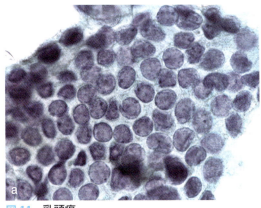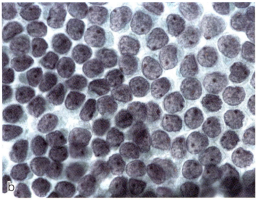

図11 乳頭癌
塗抹法(a)では，核は定型的なすりガラス状クロマチンを呈している．液状処理法(b)では，クロマチンは濃縮して，すりガラス状にはみえない．

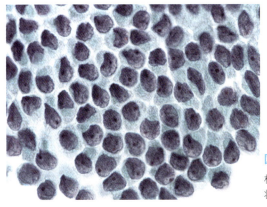

図12 乳頭癌（液状処理法）
核縁に数か所の陥凹・切れ込みがみられ，核はジグザグ状 convoluted nuclei，脳回状である．

(5) 髄様癌（図13，14）

細胞形の保持が良好なため，細胞質が有尾状であることを認識しやすい．紡錘形腫瘍細胞は，裸核状になることがある．アミロイドは残存する．核小体は，塗抹法と比べて好酸性が目立ち，より明瞭に観察される．

(6) リンパ腫（図15，16）

採取細胞量は通常塗抹法よりも少なく，背景に lymphoglandular bodies はみられない．リンパ腫細胞は裸核状に出現する傾向があり，細胞質を有するリンパ腫細胞はほとんどみられない．

リンパ腫細胞の核は通常塗抹標本よりも大きく，膨化し，核膜は断裂的で，不明瞭化する．核クロマチンは溶解・変性し，網状を呈する．非腫瘍性リンパ球ではこの現象はみられにくいので，鑑別診断に有用である．形質細胞への分化を認識することは，通常塗抹法より難しい．

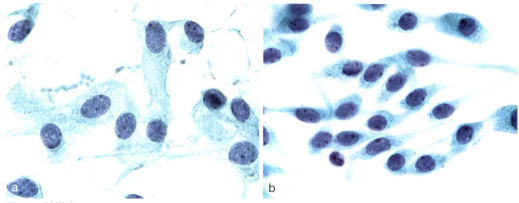

図13　髄様癌

髄様癌細胞は紡錘形である．塗抹法(a)では核小体は目立たない．液状処理法(b)では，核小体は赤く，明瞭に観察される．

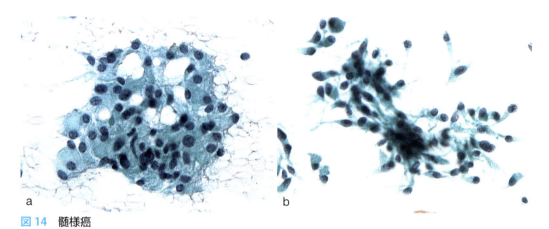

図14　髄様癌

塗抹法(a)では，髄様癌細胞は上皮様の集塊として塗抹されている．液状処理法(b)では，紡錘形，有尾状(おたまじゃくし状)の細胞形が観察されやすい．

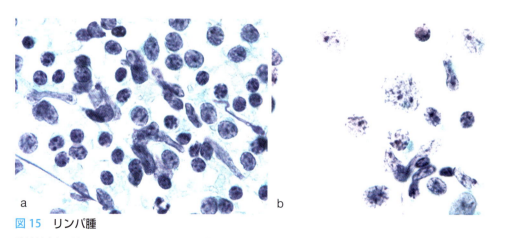

図15　リンパ腫

塗抹法(a)では lymphoglandular bodies がみられるが，液状処理法(b)ではみられない．核クロマチンは変性している．

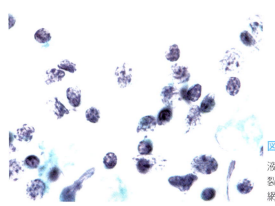

図16 リンパ腫（液状処理法）
液状処理法では，リンパ腫細胞の核は膨化し，核縁は断裂的で，不明瞭化する．核クロマチンは溶解・変性し，網状を呈する．

引用文献

1) 日本甲状腺外科学会(編):甲状腺癌取扱い規約 第7版. 金原出版, 2015
2) 日本甲状腺外科検討会(編):甲状腺癌取扱い規約 第1版. 金原出版, 1977
3) 日本甲状腺外科検討会(編):甲状腺癌取扱い規約 第4版. 金原出版, 1991
4) 日本甲状腺外科研究会(編):甲状腺癌取扱い規約 第6版. 金原出版, 2005
5) The Papanicolaou Society of Cytopathology : Task Force on Standards of Practice: Guidelines of the Papanicolaou Society of Cytopathology for the Examiation of Fine-Needle Aspiration Specimens From Thyroid Nodules. Diagn Cytopathol 15 : 84-89, 1996
6) De Lellis RA, Lloyd RV, Heitz PU, et al (eds) : Pathology and Genetics of Tumours of Endocrine Organs. World Health Organization Classification of Tumours. IARC Press, Lyon, 2004
7) Hedinger C, Williams E, Sobin L (eds) : WHO Histological Typings of Thyroid Tumours, 2nd ed. Springer-Verlay, Berlin, 1988
8) Baloch ZW, LiVolsi VA, Asa SL, et al : Diagnostic terminology and orphologic diagnosis of thyroid lesions: a synopsis of the National Cancer Institute Thyroid Fine-Needle Aspiration State of the Science Conference. Diagn Cytopathol 36 : 425-437, 2008
9) Lloyd RV, Osamura RY, Klöppel G, et al (eds) : WHO Classification of Tumours of Endocrine Organs, 4th ed. World Health Organization Classification of Tumours. IARC, Lyon, 2017
10) Cibas ES, Ali SZ : The 2017 Bethesda System for reporting thyroid cytopathology. Thyroid 27 : 1341-1346, 2017
11) 坂本穆彦:取扱い規約と WHO 組織分類. 坂本穆彦, 廣川満良(編):腫瘍病理鑑別診断アトラス, 甲状腺癌. pp2-6, 文光堂, 2011

参考文献

1) Hirokawa M, Suzuki A, Miyauchi A : Thyroid Fine-Needle Aspiration and Smearing Techniques. VideoEndocrinology 5, 2018 (http://doi.org/10.1089/ve.2018.0119)
2) Lee SH, Jung CK, Bae JS, et al : Liquid-based cytology improves preoperative diagnostic accuracy of the tall cell variant of papillary thyroid carcinoma. Diagn Cytopathol 42 : 11-17, 2014
3) Pitman MB, Abele J, Ali SZ, et al : Techniques for thyroid FNA: a synopsis of the National Cancer Institute Thyroid Fine-Needle Aspiration State of the Science Conference. Diagn Cytopathol 26 : 407-424, 2008
4) Rossi ED, Morassi F, Santeusanio G, et al : Thyroid fine needle aspiration cytology processed by ThinPrep: an additional slide decreased the number of inadequate results. Cytopathology 21 : 97-102, 2010
5) Suzuki A, Hirokawa M, Higuchi M, et al : Cytological characteristics of papillary thyroid carcinoma on LBC specimens, compared with conventional specimens. Diagn Cytopathol 43 : 108-113, 2015
6) Suzuki A, Hirokawa M, Higuchi M, et al : Differentiating between benign follicular nodules and follicular neoplasms in thyroid liquid-based cytology preparations. Diagn Cytopathol 44 : 659-664, 2016
7) Suzuki A, Hirokawa M, Ito A, et al : Identification of Cytological Features Distinguishing Mucosa-Associated Lymphoid Tissue Lymphoma from Reactive Lymphoid Proliferation Using Thyroid Liquid-Based Cytology. Acta Cytol 62 : 93-98, 2018
8) Titton RL, Gervais DA, Boland GW, et al : Sonography and sonographically guided fine-needle aspiration biopsy of the thyroid gland: indications and techniques, pearls and pitfalls. AJR Am J Roentgenol 181 : 267-271, 2003
9) Tripathy K, Misra A, Ghosh JK : Efficacy of liquid-based cytology versus conventional smears in FNA samples. J Cytol 32 : 17-20, 2015
10) Zajdela A, Zillhardt P, Voillemot N : Cytological diagnosis by fine needle sampling without aspiration. Cancer 59 : 1201-1205, 1987
11) 鈴木彩菜, 廣川満良, 高木希, 他:甲状腺における液状化検体細胞診—その有用性と形態的特徴—. 日臨細胞会誌 52 : 495-501, 2013

診断カテゴリーに特徴的な細胞所見

1 検体不適正　Unsatisfactory

a 検体不適正とは

「甲状腺癌取扱い規約」第7版では,検体の適正/不適正の基準を以下としている(→10頁,表3も参照).

適正
① 10個程度の濾胞上皮細胞からなる集塊が6個以上
② 豊富なコロイド
③ 異形細胞の存在(細胞数は問わない)
④ リンパ球,形質細胞,組織球などの炎症細胞
上記の4項目のいずれかの場合を適正とする(図1).

不適正
検体不適正は細胞診断ができないものを指す.
① 標本作製不良標本
② 病変を推定するに足る細胞ないし成分が採取されていないため細胞診断ができない標本
上記の2項目のいずれかの場合を検体不適正とする.

検体不適正とした標本は,その理由(細胞少数,細胞の乾燥や変性,末梢血混入,塗抹不良など)を明記する.なお,囊胞を示唆する組織球,血液,筋肉,線毛細胞などは判定の基準の対象にならない.本区分では再検が望ましい.
　検体不適正が占める割合は,細胞診検査総数の10%以下が望ましい.10%を超える場合は採取方法,標本作製方法についての検討が必要である.
　標本の適正の判断について,塗抹標本と液状処理標本それぞれの基準に違いはなく,両者とも同様の判断基準で行う.

37

b 標本作製不良(図2〜5)

　乾燥，変性，固定不良，末梢血混入，塗抹不良などにより，細胞判定が行えない標本が相当する．

　液状処理標本では，これらを回避できる可能性が高い(図6)．検体不適正が10%を超える場合には，積極的に液状処理併用を行うべきである．

c 病変を推定するに足る細胞ないし成分の不足(図7)

　10個程度の濾胞上皮細胞からなる集塊が6個以上，豊富なコロイド，異型細胞，炎症細胞などが採取されていないため，細胞診断ができない標本のことをいう．

　濾胞上皮細胞の出現数のみで適否を判断してはいけない．背景所見などで病変が推定できる場合には適正となる．適正標本を不適正標本としないように以下の所見に注意する．

> 所見
>
> ① **異型細胞がみられる場合**は，細胞数は問わない．少数の出現でも適正であり，細胞数が少ないというような記述をし，病変が推定される場合にはその診断カテゴリー，推定困難な場合には意義不明で報告する(図8)．
>
> ② **コロイドが豊富にみられる場合**には，良性の可能性が最も高いため，濾胞上皮が少なくても適正である(図9, 10)．なお，液状処理の固定保存液には蛋白溶解作用があるため，コロイドは標本作製過程で消失する傾向があり，液状処理標本での評価には注意が必要である．
>
> ③ **リンパ球，形質細胞，組織球などの炎症細胞が優位にみられる場合**は，炎症を伴う病変が推定される．よって適正であり，良性と報告する(図11)．
>
> ④ 穿刺経路上や甲状腺近接部位から吸引され，甲状腺以外の細胞(筋肉，線毛細胞，脂肪細胞など)がみられることがある．これらは，判定の基準とはならない(図12, 13)．

図1 適正標本（液状処理法）
10個程度の濾胞上皮細胞からなる集塊を6個以上認める．

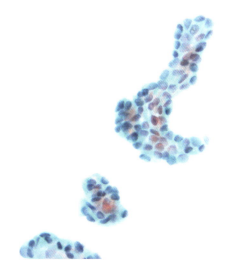

図2 不適正標本（塗抹法）
乾燥変性．

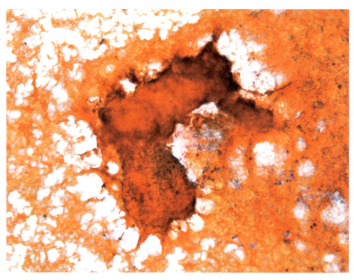

図3 不適正標本（塗抹法）
血液過多．大型の細胞集塊を認めるが，多量の血液に覆われているため，細胞所見は読み取れない．

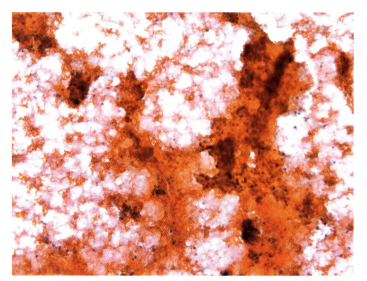

図 4　不適正標本（塗抹法）
多量の血液が，上皮集塊を覆っているため，十分な判定ができない．

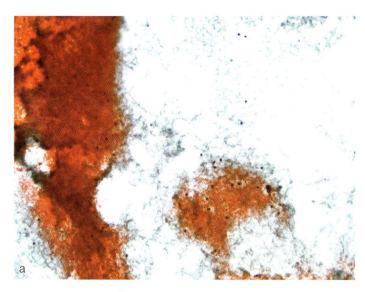

図 5　不適正標本
a：塗抹法，b：液状処理法．
出現している細胞は血液のみ．塗抹標本上に出現している細胞は血液のみであった．同時に液状処理固定液で針洗浄を行った液状処理標本でも，血液のみであった．

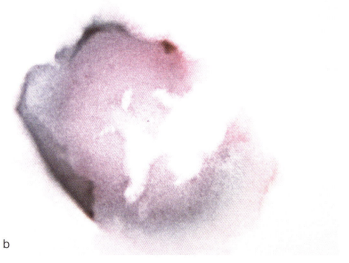

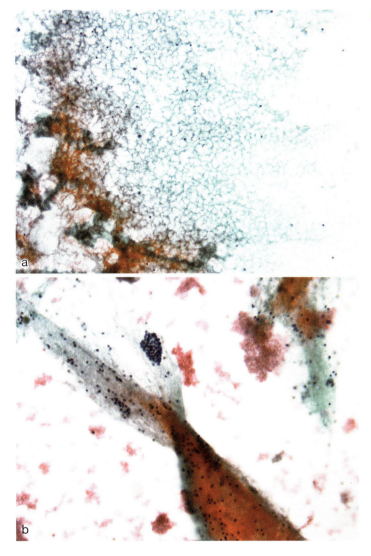

図6 適正標本
a：塗抹法，b：液状処理法．
塗抹標本上に出現している細胞は血液のみであった．同時に液状処理固定液で針洗浄を行った液状処理標本では，濾胞上皮細胞集塊が多数認められ，良性と判断された．

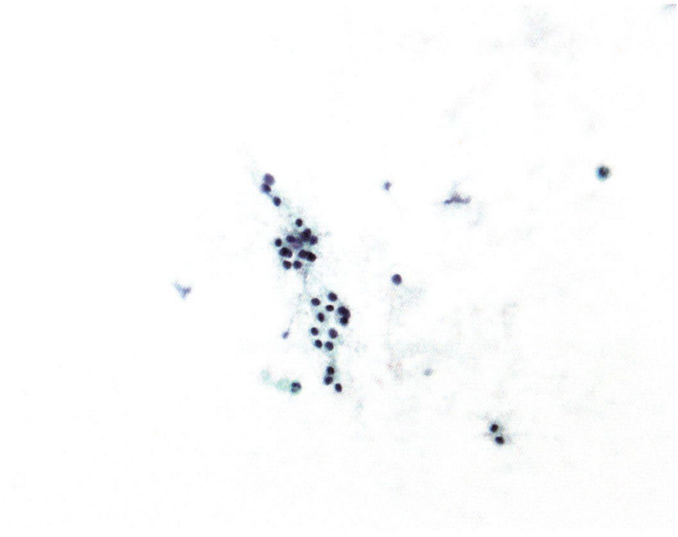

図7 不適正標本（塗抹法）
濾胞上皮集塊が十分に採取されていない．

1 検体不適正

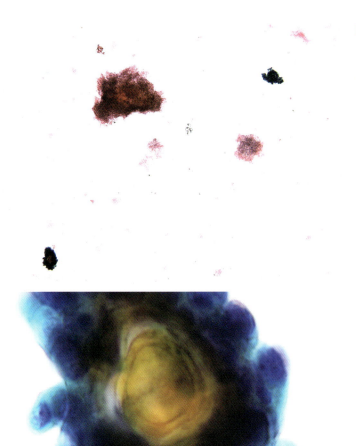

図8 適正標本（塗抹法）
出現集塊は2か所であるが，異型細胞が出現した場合には適正と判断する（乳頭癌症例）．

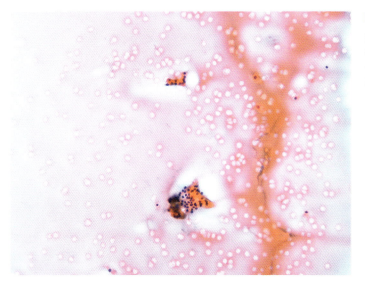

図9 適正標本（塗抹法）
濾胞上皮細胞集塊を2か所認める．出現細胞数は少ないが，コロイドを標本一面に認めることから良性と判断できる．

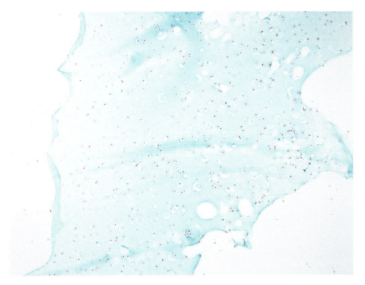

図 10　適正標本（塗抹法）

濾胞上皮細胞は認めない．薄く広がったコロイドを豊富に認めることから良性と判断する．

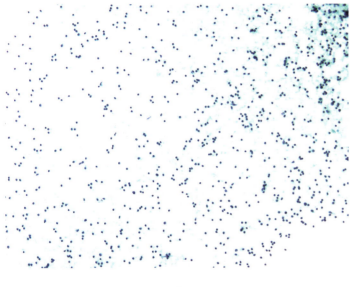

図 11　適正標本（塗抹法）

多数のリンパ球を認める．炎症細胞が豊富にみられる場合には適正とする（橋本病症例）．

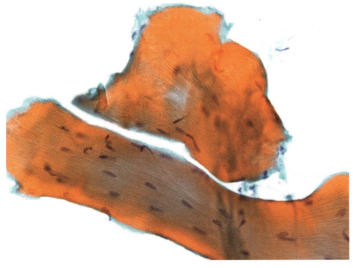

図 12　不適正標本（塗抹法）

標本上に筋肉細胞のみ認める．筋肉細胞は判定の基準に入らない．

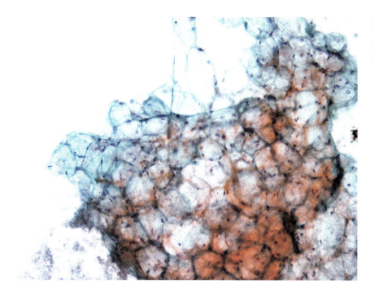

図 13 不適正標本（塗抹法）
標本上に脂肪細胞のみ認める．脂肪細胞は判定の基準に入らない．

2 囊胞液　Cyst fluid

　コロイドや濾胞上皮細胞を含まない，泡沫細胞のみの標本を指す．本区分のほとんどは良性の囊胞である．稀に囊胞形成性の乳頭癌が含まれることがあるため，定期的な経過観察が望ましい．画像上，充実部がある場合は，充実部からの再検が望ましい．

　「甲状腺癌取扱い規約」第6版では良性に含まれていたが，第7版では「囊胞液」という独立した区分として扱われることになった．適正の判定基準（10個程度の濾胞上皮細胞からなる集塊が6個以上，豊富なコロイド，異型細胞，炎症細胞など）にあてはまらないため，本来「検体不適正」と扱うべきである．しかし，囊胞液のほとんどが，囊胞，腺腫様結節などの良性病変であり，悪性の危険度は「検体不適正」より低く，「良性」とほぼ同様である．また，囊胞形成性乳頭癌の可能性が否定できないことから，「良性」の区分に入れることもできない．したがって第7版では「適正」と判断し，「囊胞液」として独立した区分として扱われている．一方，欧米では「囊胞液」は「検体不適正」のなかに分類されている（表1）．

表1　各国の甲状腺細胞診報告様式

JSTS (Japan, 2015)	TBSRTC (USA & Canada, 2017)	UK RCPath (UK, 2016)	SIAPEC-AIT (Italy, 2014)
Unsatisfactory	ND/UNS	Thy1: Non-diagnostic for cytological diagnosis	TIR1: Nondiagnostic
Cyst fluid		Thy1c: Non-diagnostic for cytological diagnosis-cystic lesion	TIR1C: Nondiagnostic/cystic
Benign	Benign	Thy2: Non-neoplastic Thy2c: Non-neoplastic, cystic lesion	TIR2: Nonmalignant/benign
Undetermined Significance	AUS/FLUS	Thy3a: Neoplasm possible-atypia/nondiagnostic	TIR3A: Low-risk indeterminate lesion
Follicular Neoplasm	FN/SFN	Thy3f: Neoplasm possible, suggesting follicular neoplasm	TIR3B: High-risk indeterminate lesion
Suspicious for malignancy	SFM	Thy4: Suspicious for malignancy	TIR4: Suspicious for malignancy
Malignant	Malignant	Thy5: Malignant	TIR5: Malignant

JSTS: Japanese Society of Thyroid Surgery
TBSRTC: the Bethesda System for Reporting Thyroid Cytopathology
UK RCPath: UK Royal College of Pathologists
SIAPEC-AIT: Italian Society of Anatomic Pathology and Diagnostic Cytology
ND/UNS: Nondiagnostic or Unsatisfactory; AUS/FLUS: atypia of undetermined significance/follicular lesion of undetermined significance, FN/SFN: Follicular Neoplasm/Suspicious for a Follicular Neoplasm; SFM: Suspicious for malignancy

所見 (図 1〜15)

① 多数の組織球（泡沫細胞）が孤立散在性に出現する．稀に，結合性を示すようにみえることがある．
② 泡沫細胞の細胞質は泡沫状，顆粒状，好酸性，赤血球やヘモジデリンを貪食している，など様々である．好酸性細胞に類似することがある．
③ 泡沫細胞の N/C 比は低く，核は円形，楕円形，腎形など様々で，切れ込み像や核の溝を有することがある．二核，多核もみられる．
④ コロイド，蛋白様物質，炎症細胞，変性赤血球などが背景にみられる．
⑤ 背景成分に多量のコロイドが存在する場合は，多数の泡沫細胞がみられても「良性」とする．
⑥ 濾胞上皮細胞は含まないか，あるいは 10 個程度の濾胞上皮細胞からなる集塊が 6 個未満である．適正と判定できる濾胞上皮細胞数がある場合は，「良性」とする．液状処理標本は通常塗抹標本よりも多くの濾胞上皮細胞が塗抹される傾向にあるため，より「良性」となりやすい．
⑦ 泡沫細胞が少数で，背景に蛋白様物質が豊富にある液状検体の場合は「良性」とするのが望ましい．
⑧ 濾胞上皮細胞と思われる細胞に異型性がある場合は，その数の多少にかかわらず，「意義不明」とする．
⑨ 背景に，粘液性物質，コレステロール結晶，シュウ酸カルシウム結晶などがみられることがある．

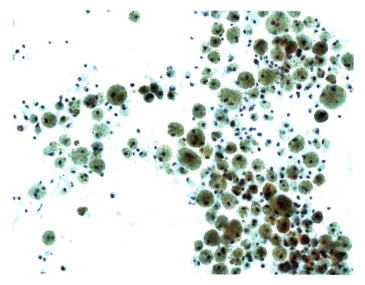

図 1　囊胞液（塗抹法）

多数の泡沫細胞が孤立散在性に出現している．N/C 比は低く，細胞質は顆粒状である．

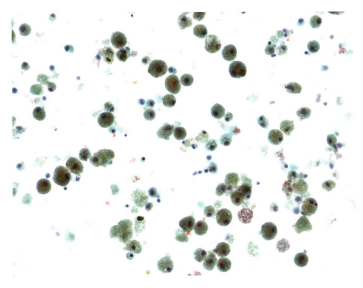

図2　嚢胞液（液状処理法）
多数の泡沫細胞が孤立散在性に出現している．塗抹標本と比べてより立体的に塗抹されている．

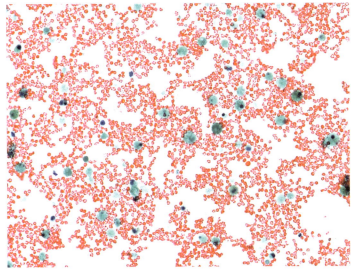

図3　嚢胞液（液状処理法）
背景に多数の赤血球がみられる．

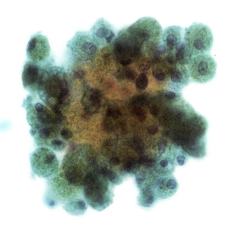

図4　嚢胞液（塗抹法）
泡沫細胞は集簇し，立体的な集塊状で出現している．

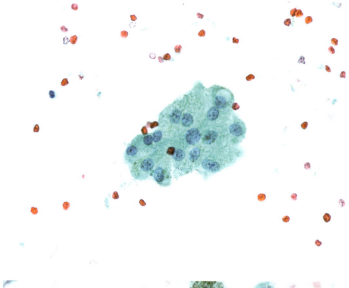

図 5　嚢胞液（塗抹法）

泡沫細胞が集塊状に出現し，あたかも上皮性の結合性を示しているように見える．クロマチンパターンは繊細で，濾胞上皮細胞のような顆粒状ではない．

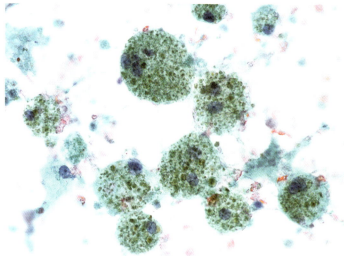

図 6　嚢胞液（塗抹法）

泡沫細胞は非常に大型で，細胞質内には貪食したヘモジデリン顆粒がみられる．

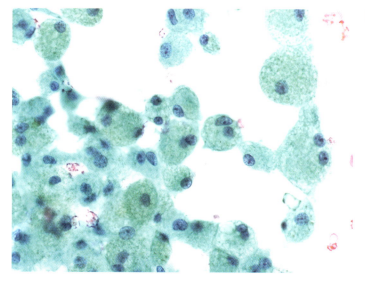

図 7　嚢胞液（塗抹法）

泡沫細胞の細胞質は豊富で，泡沫状である．N/C 比は低く，二核細胞が散見される．

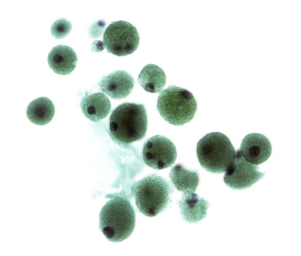

図8 囊胞液（液状処理法）
泡沫細胞の細胞質は厚く，密な顆粒状で，好酸性細胞のように見える．

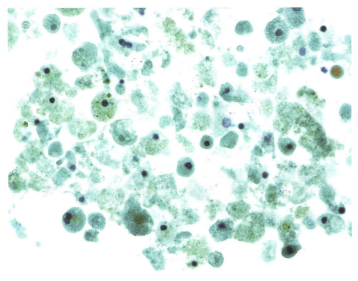

図9 囊胞液（塗抹法）
壊死に陥った泡沫細胞や変性した泡沫細胞が目立ち，梗塞性の好酸性細胞型濾胞性腫瘍との区別が難しい．

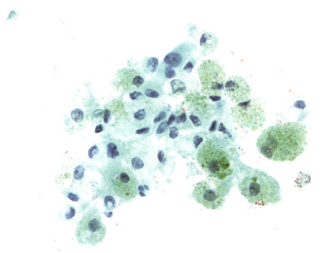

図10 囊胞液（塗抹法）
泡沫細胞の核は不整形を示している．細胞質に貪食物がみられない場合は，異型上皮と勘違いされやすい．

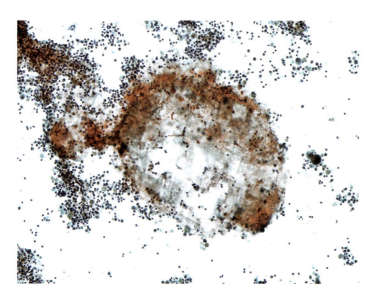

図 11　嚢胞液（液状処理法）
コレステロール結晶が集簇してみられる.

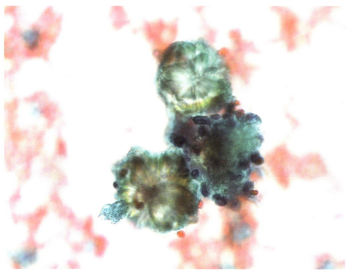

図 12　嚢胞液（液状処理法）
シュウ酸カルシウムの針状結晶がみられる.

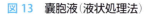

図 13　嚢胞液（液状処理法）
シュウ酸カルシウムの八面体結晶がみられる.

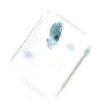

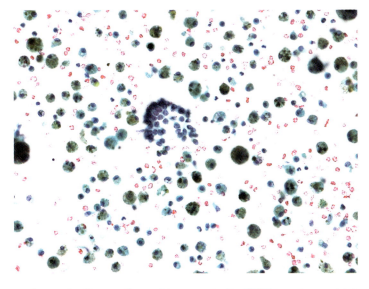

図14　囊胞液（液状処理法）

濾胞上皮細胞集塊が1か所にみられる．このような集塊が5個以下であれば「囊胞液」，6個以上であれば「良性」とする．

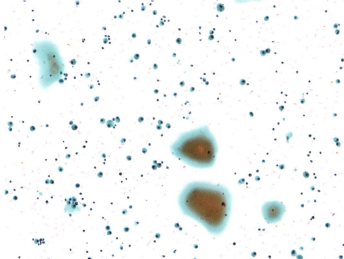

図15　良性（液状処理法）

泡沫細胞，変性赤血球，コロイドがみられる．コロイド量は少ないが，液状処理標本ではコロイドが溶解し，消失していることから，実際には多くのコロイドが存在したと推定し，「良性」と判断する．

> **Memo**　悪性の危険度と臨床的対応

- 悪性の危険度は囊胞液と報告された症例の 2.0％，切除例の 18.2％と報告されており，その多くは乳頭癌である（図 16）．
- 単房性で，充実部がない囊胞は臨床的に良性と判断し，再検せず，経過観察する．
- 充実部を有する結節では，超音波上悪性の疑いがある場合は再検，ない場合は経過観察する．

> **Memo**　頸部リンパ節穿刺検体が囊胞液の場合（図 17）

甲状腺乳頭癌のリンパ節転移巣は，しばしば囊胞化する．原発巣が囊胞性でない場合でも，リンパ節転移巣が囊胞化していることがある．頸部リンパ節の穿刺吸引細胞診で液状検体が採取され，泡沫細胞がみられた場合，乳頭癌細胞が存在しなくても乳頭癌のリンパ節転移をまず考えるべきである．したがって，良性あるいは囊胞液とだけ記載して報告するのではなく，乳頭癌の転移を示唆するというコメントを必ず付記する．なお，この場合に穿刺液でのサイログロブリン測定が高値であれば，乳頭癌の転移と断定できる．

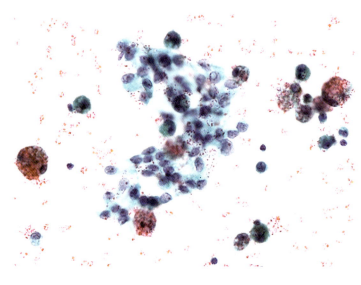

図 16　悪性疑い（液状処理法）

核内細胞質封入体を有する上皮性細胞集塊がみられる．囊胞液の場合，乳頭癌の可能性を常に念頭においてスクリーニングするべきである．

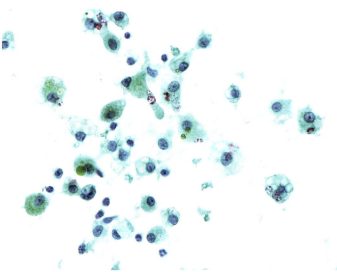

図 17　リンパ節の囊胞液（塗抹法）

泡沫細胞がみられる液状検体である．悪性細胞はみられなくても，甲状腺乳頭癌の転移を強く疑う所見である．

3 良性　Benign

悪性細胞を認めない検体適正標本の判定区分に用いる.

正常細胞, 甲状腺炎(急性, 亜急性, 慢性, リーデル甲状腺炎など), バセドウ病, コロイド結節や腺腫様甲状腺腫など, 正常から多くの良性疾患を含むため「良性」は最も頻度の高い判定区分になる. 濾胞腺腫, 特に大濾胞型濾胞腺腫なども「良性」と判定される可能性が高い. なお, 細胞成分を欠き, 豊富なコロイドのみやリンパ球などの炎症細胞のみがみられる標本も「良性」に含まれる.

甲状腺の結節性病変の大半は良性であり, この判定区分を確実に識別することで不要な手術を回避することができる.

a 腺腫様甲状腺腫　Adenomatous goiter

濾胞上皮の過形成と考えられており, 最も頻度の高い結節性病変である. 典型的には, 被膜を欠き, 大小濾胞からなる多発性結節としてみられる. 各結節の濾胞の大きさや濾胞上皮の形態は様々で, しばしば出血, 囊胞形成, 線維化, 石灰化などの二次的変化を伴うため, 多彩な細胞所見を呈する.

所見　(図 1~34)

① 背景に多量のコロイドがみられることが多い.
- ・水様コロイド, 濃縮コロイド, 円形~不整形の微細な凝集コロイドがあり, 水様ないしは凝集コロイドがみられることが多い.
- ・コロイドはパパニコロウ染色で緑色やないしはオレンジ色, ギムザ染色では青紫を呈する.
- ・組織球が混在することがある.

② 均一な小型類円形核を有する小型濾胞上皮がシート状に出現することが多い.
- ・濾胞構造もみられるが, 小型濾胞は稀である.
- ・乳頭状構造がみられることもあるが, 乳頭癌の核所見はない.
- ・好酸性細胞が混在することもある.
- ・他の内分泌臓器と同様に, 大型の濃染核を有する異型細胞(いわゆる endocrine reactive atypia)が混在することもある.

③ 細胞質に空胞を伴うリポフスチン顆粒 (傍空胞顆粒 paravacuolar granule) がみられることがある.

④ 変性を伴う結節では, 壊死物質, 壊死, ヘモジデリンを貪食した組織球, 線維芽細胞, 石灰化物質などが出現する.

Memo　**良性濾胞性結節** benign follicular nodule **とは**

甲状腺細胞診において, 様々な量のコロイドと良性濾胞上皮がみられる結節性病変を指す包括的名称である. 組織学的には, コロイド結節, 腺腫様甲状腺腫, バセドウ病に生じる結節, 大濾胞型濾胞腺腫などが含まれる. これらを細胞診で鑑別することは極めて困難であるが, 鑑別する臨床的意義は乏しい. 細胞診判定には便利な名称であるが, 本邦の「甲状腺癌取扱い規約」第 7 版に良性濾胞性結節に関する記載はない.

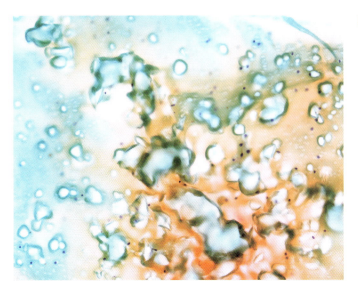

図1 腺腫様甲状腺腫(塗抹法)
水様コロイドは明るい緑色やオレンジ色の薄い膜様ないしは水アメ様にみえる．

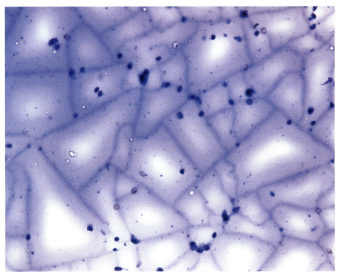

図2 腺腫様甲状腺腫(塗抹法)
水様コロイドは赤紫色，モザイク状を呈することが多い(ギムザ染色)．

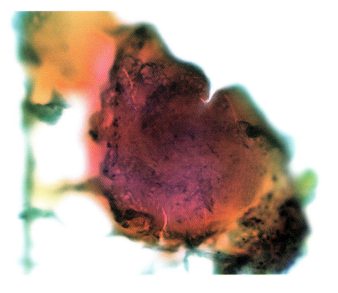

図3 腺腫様甲状腺腫(塗抹法)
濃縮コロイドは辺縁が明瞭で，裂隙や凹凸のある肥厚したオレンジ色ないしは緑色調の物質としてみられる．

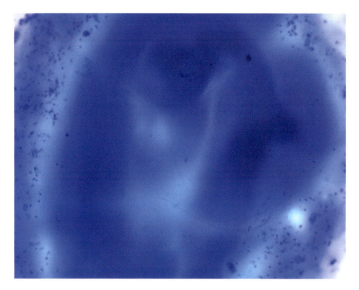

図4 腺腫様甲状腺腫(塗抹法)
濃縮コロイドは濃淡のある不均一な青紫を呈する(ギムザ染色).

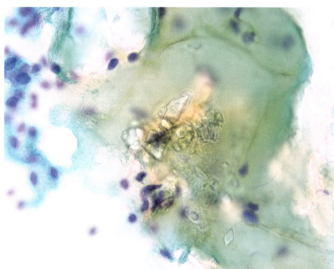

図5 腺腫様甲状腺腫(塗抹法)
濃縮コロイド内にシュウ酸カルシウム結晶がみられる.

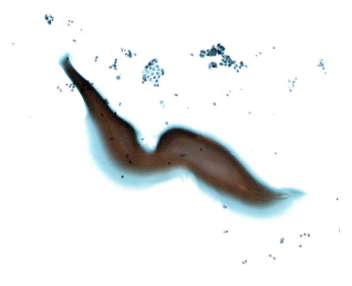

図6 腺腫様甲状腺腫(液状処理法)
液状処理法では固定液中の蛋白溶解作用により水様コロイドは消失するが,粘稠性のコロイドは残存し,サーベル状を呈する.

3 良性

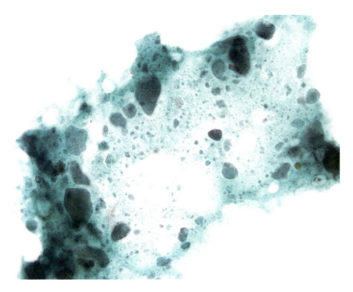

図7 腺腫様甲状腺腫（塗抹法）
様々な形状を示す多数の小さな緑色調，一部オレンジ色の凝集コロイドがみられる．

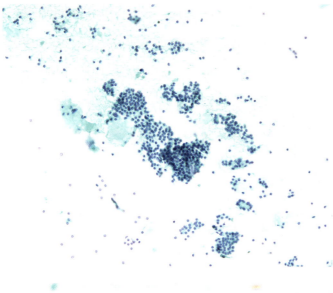

図8 腺腫様甲状腺腫（塗抹法）
少量のコロイドを伴い，濾胞上皮がシート状，濾胞状，小集塊状，孤立散在性に出現している．

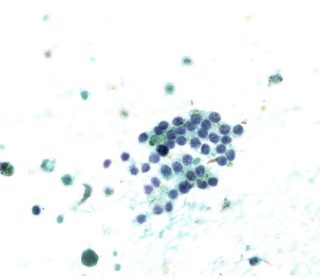

図9 腺腫様甲状腺腫（塗抹法）
緑色ないしはオレンジ色の凝集コロイドを背景に，異型性を欠く小型類円形の濾胞上皮がみられる．

56　Ⅱ　診断カテゴリーに特徴的な細胞所見

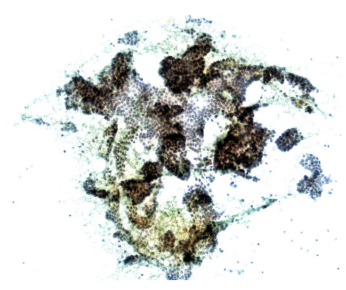

図 10　腺腫様甲状腺腫（塗抹法）

大きな濾胞から剝離したと考えられる大小の不整形・シート状の細胞集塊で，集塊の折れ曲がりや細胞の重なりがみられる．

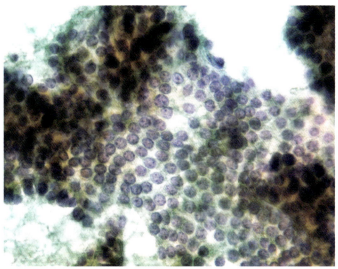

図 11　腺腫様甲状腺腫（塗抹法）

図 10 の強拡大．均等な配列を示し，異型性に乏しい均一な小型類円形の濾胞上皮からなる．

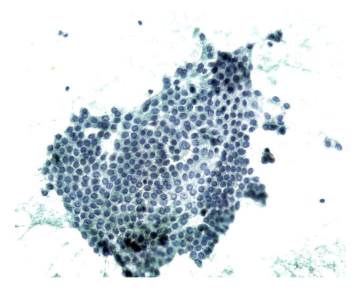

図 12　腺腫様甲状腺腫（塗抹法）

辺縁が不整で，大きなシート状の細胞集塊で，大きな濾胞から剝離したと考えられる．

3　良性　57

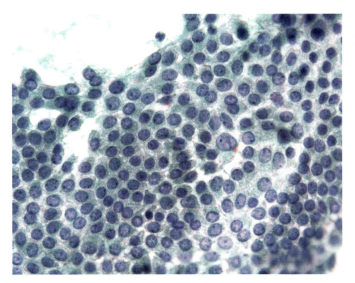

図 13　腺腫様甲状腺腫（塗抹法）
図 12 の強拡大．規則正しい配列を示す小型類円形細胞からなる．核に多少の大小不同はあるが，核形不整などの異型性はみられない．

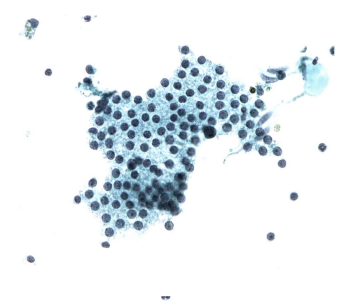

図 14　腺腫様甲状腺腫（液状処理法）
シート状の細胞集塊で，核は小型類円形，核間距離が一定で N/C 比は低い．

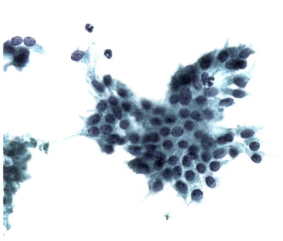

図 15　腺腫様甲状腺腫（液状処理法）
有尾状の細胞質は濾胞性腫瘍よりも腺腫様結節を示唆する所見である．

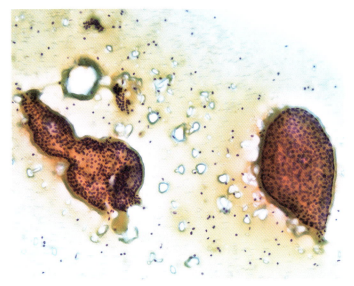

図16 腺腫様甲状腺腫（塗抹法）
水様コロイドを背景に，辺縁が平滑な濾胞構造を示す細胞集塊で，背景に裸核状の濾胞上皮も散見される．

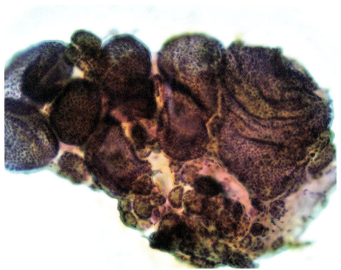

図17 腺腫様甲状腺腫（塗抹法）
水様コロイドを背景に，多数の濾胞が集簇してみられる．

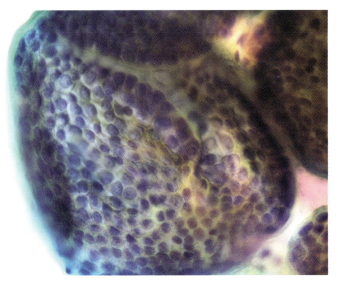

図18 腺腫様甲状腺腫（塗抹法）
図17の強拡大．辺縁が平滑な球状の細胞集塊で，濾胞構造と考えられる．核の極性は保たれ，異型性に乏しい均一な小型類円形細胞からなる．

3 良性 59

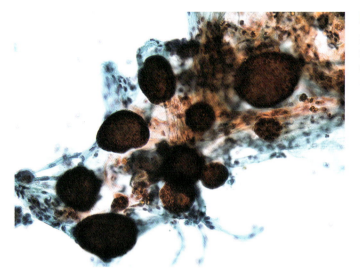

図19　腺腫様甲状腺腫（液状処理法）

液状処理法では濾胞がそのままの形態で塗抹されやすく，立体的な大小の濾胞状構造が観察される．間質の毛細血管も認められる．

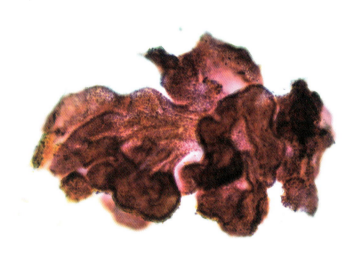

図20　腺腫様甲状腺腫（塗抹法）

先太りのある乳頭状の細胞集塊がみられる．細胞の結合性が強く，集塊辺縁にほつれがない．

Memo 濾胞性腫瘍との相違点	Memo 濾胞型乳頭癌との相違点
①背景に水様コロイドがみられる． ②細胞採取量が少ない． ③細胞集塊（濾胞）に大小不同がある． ④濾胞上皮の配列に重積がない． ⑤核間距離が一定に保たれている． ⑤核が小型で，クロマチンの増量が軽度である．	①細胞採取量が少ない． ②濾胞上皮の配列に重積がない． ③核間距離が一定に保たれている． ④乳頭癌の核所見がない（最も重要）．

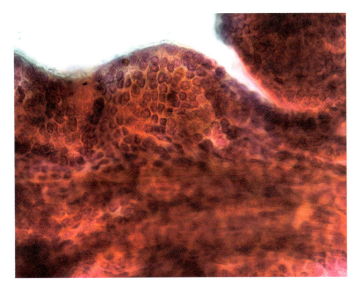

図21 腺腫様甲状腺腫（塗抹法）
図20の強拡大．均一な類円形核で，乳頭癌の特徴的な核所見はみられない．

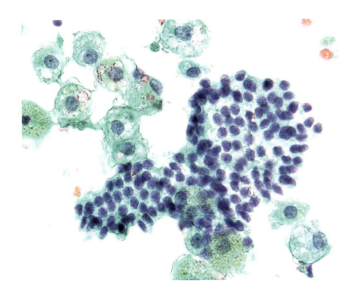

図22 腺腫様甲状腺腫（塗抹法）
囊胞変性を起こした腺腫様甲状腺腫では，シート状の濾胞上皮とともに，赤血球やヘモジデリンを貪食した組織球がみられる．

| Memo | **通常型乳頭癌の乳頭状構造との相違点** |

①先太りのある乳頭部状構造である．
②細胞の結合性が強く，集塊の辺縁が平滑で，ほつれがない．
③規則正しく配列している．
④乳頭癌の核の特徴である重畳核，核の溝，核内細胞質封入体がみられない．

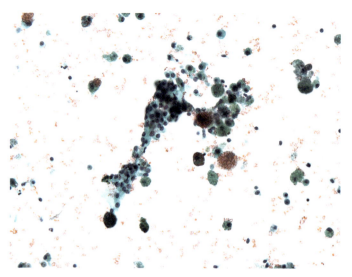

図 23　腺腫様甲状腺腫（液状処理法）

細胞沈下法の液状処理法では細胞集塊が優先的に塗抹されるため，塗抹法で組織球のみの症例でも，液状処理法ではしばしば濾胞上皮が確認できる．液状処理法では固定液中の溶血作用により血液成分が消失するが，囊胞内の変性赤血球は残存する．

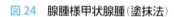

図 24　腺腫様甲状腺腫（塗抹法）

囊胞変性を起こした腺腫様甲状腺腫に出現した変性濾胞上皮で，核は濃染し，不明瞭な細胞質内に緑色の色素顆粒がみられる．

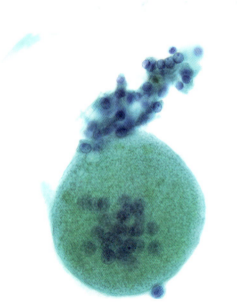

図 25　腺腫様甲状腺腫（塗抹法）

囊胞変性を伴う病変に出現する多核巨細胞は類円形で，細胞質に血色素由来と思われる緑褐色の顆粒がみられる．

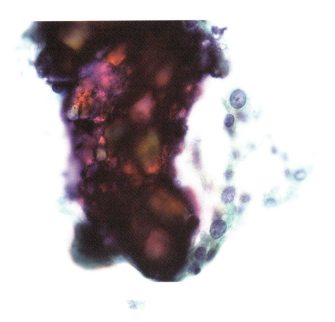

図26 腺腫様甲状腺腫（塗抹法）
線維化を伴う病変では，しばしば濾胞上皮とともに紫色の石灰化物質がみられる．

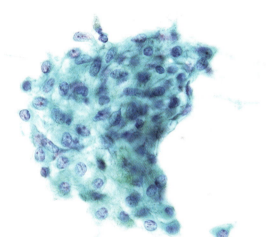

図27 腺腫様甲状腺腫（塗抹法）
変性を伴う病変には，肉芽組織由来の線維芽細胞が出現する．

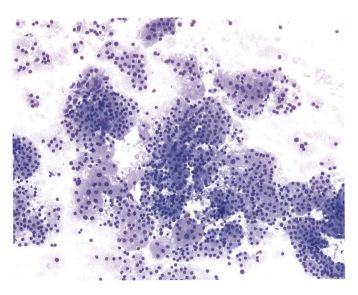

図28 腺腫様甲状腺腫（塗抹法）
平面的配列を示す一般的な濾胞上皮とともに好酸性濾胞上皮が混在してみられる（ギムザ染色）．

3 良性

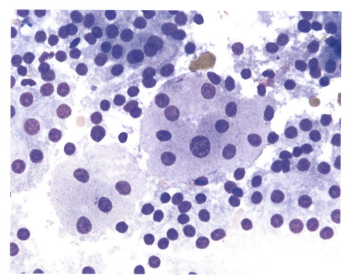

図29 腺腫様甲状腺腫(塗抹法)
図28の強拡大. 好酸性濾胞上皮はピンクがかった顆粒状の豊富な細胞質を有し, 大型核が混在する(ギムザ染色).

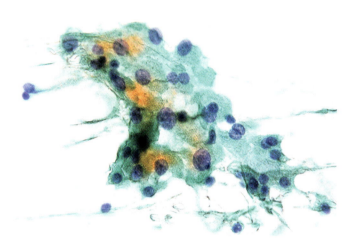

図30 腺腫様甲状腺腫(塗抹法)
好酸性濾胞上皮は緑色ないしはオレンジ色の豊富な顆粒状の細胞質を有し, 大型核や腫大した核小体がみられる.

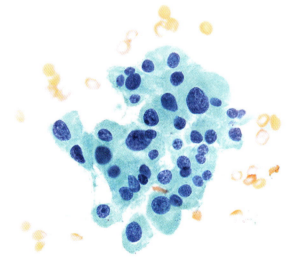

図31 腺腫様甲状腺腫(塗抹法)
濃染する大型異型核[▶1]を有する好酸性濾胞上皮であるが, 核縁の不整がない.

▶1 細胞集塊内に, 大小不同のある異型細胞が混在しているが, すべての細胞の核所見が同様にみえる. このような細胞集塊は良性のことが多い.

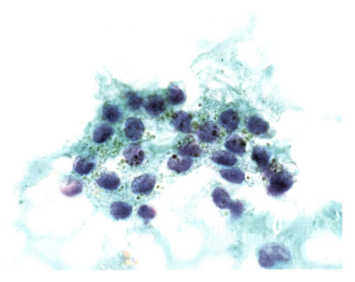

図32 腺腫様甲状腺腫（塗抹法）
濾胞上皮の細胞質内に緑褐色のリポフスチン顆粒がみられ，一部は空胞を伴っている（傍空胞顆粒）．

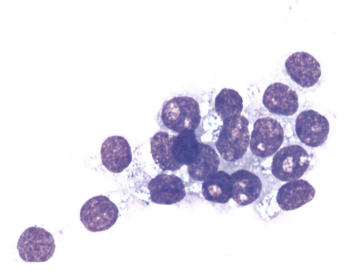

図33 腺腫様甲状腺腫（塗抹法）
濾胞上皮の細胞質内に，空胞を伴う青紫色のリポフスチン顆粒がみられる（傍空胞顆粒）（ギムザ染色）．

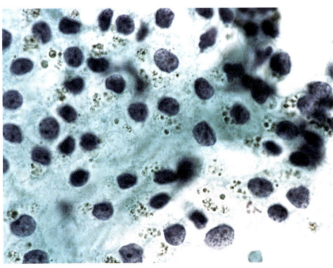

図34 腺腫様甲状腺腫（液状処理法）
細胞質内にリポフスチン顆粒[▶2]がみられる．液状処理法では細胞質が収縮し，空胞が強調されるため認識しやすい（傍空胞顆粒）．

▶2 リポフスチン顆粒は良性細胞にみられることが多いが，悪性細胞に出現する場合もあるので，診断的意義には乏しい．

b 甲状舌管囊胞　Thyroglossal duct cyst

　甲状舌管の遺残物に由来する囊胞で，舌盲孔と甲状腺の間の前頸部正中線上に発生し，正中頸囊胞（median cervical cyst）とも呼ばれる[▶3]．囊胞は呼吸上皮（線毛上皮）や重層扁平上皮で被覆され，線維性壁内に甲状腺組織を認めることが多い．種々の程度に炎症細胞浸潤がみられる．

所見　（図35，36）

① 粘液様物質と扁平上皮，角化物がみられる．
② 炎症細胞（組織球やリンパ球）が多少とも混在する．
③ 線毛上皮や濾胞上皮がみられることは稀である．

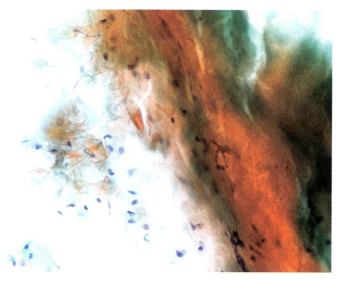

図35　甲状舌管囊胞（塗抹法）
扁平上皮と角化物がみられる．

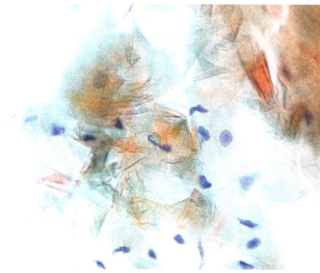

図36　甲状舌管囊胞（塗抹法）
図35の強拡大．異型性のない扁平上皮と角化物がみられる．

▶3　頸部の囊胞性病変には，甲状舌管囊胞以外にも鰓裂囊胞 branchial cleft cyst や副甲状腺囊胞 parathyroid cyst などがある．鰓裂囊胞は側頸囊胞 lateral cervical cyst とも呼ばれ，細胞診で甲状舌管囊胞とは鑑別はできないが，胸鎖乳突筋前縁に沿った側頸部に発生する．副甲状腺囊胞は透明な内容液が吸引され，上皮細胞はほとんど採取されない．

c バセドウ病　Basedow disease（**グレーブス病**　Graves disease）

　甲状腺はびまん性に腫大するが，腺腫様甲状腺腫様の結節を伴う場合もある．典型的には濾胞上皮の過形成が目立ち，大型濾胞や鋸歯状，乳頭状増殖がみられる．リンパ球浸潤が著明な症例では，慢性甲状腺炎に類似した所見を呈する．また，治療により小濾胞が目立つ症例や，放射性ヨード治療のために異型濾胞上皮が出現する症例もある．結節性病変がない限り細胞診の対象になることは少ないが，その細胞像は症例によって異なり，かつ多彩である．

所見　（図37〜42）

① 背景に水様コロイドがみられることが多い．
② 細胞量が豊富である．
③ シート状の細胞集塊が多いが，乳頭状の細胞集塊も出現する．
④ 核はしばしば腫大し，大小不同がみられる．
⑤ ギムザ染色で，細胞質辺縁に空胞を有し，毛羽立った赤色の細胞縁を示す火炎細胞 flame cells がみられることがある．
⑥ 慢性甲状腺炎に類似した症例では，リンパ球や形質細胞とともに好酸性細胞がみられる．

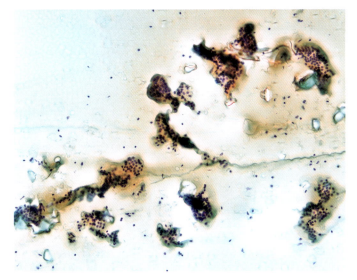

図37　バセドウ病（塗抹法）
細胞量が豊富で，水様コロイドを背景にシート状ないしは乳頭状の細胞集塊がみられる．腺腫様甲状腺腫の細胞所見に類似している．

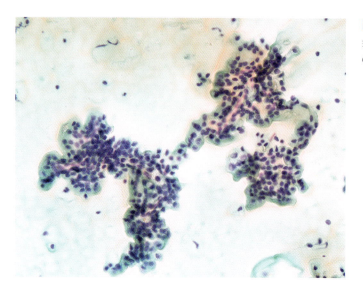

図 38　バセドウ病（塗抹法）
乳頭状の細胞集塊がみられるが，乳頭癌の核所見はない．

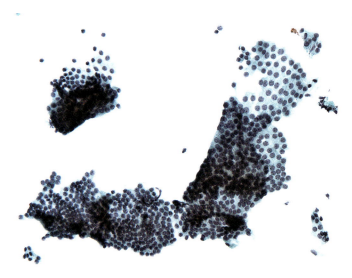

図 39　バセドウ病（液状塗抹法）
乳頭状集塊が切り開かれて塗抹されたシート状の濾胞上皮の集塊である．

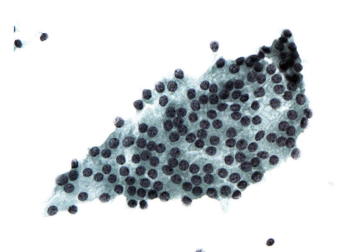

図 40　バセドウ病（液状処理法）
核は全体的に腫大しているが，細胞質が広く N/C 比は低い．核間距離は一定である．

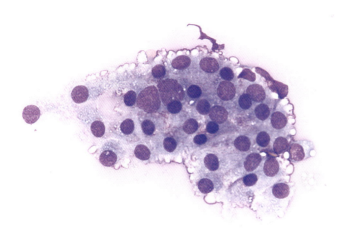

図41 バセドウ病(塗抹法)
細胞質辺縁の小空胞と細胞縁に赤色の毛羽立ちがある火炎細胞(ギムザ染色).

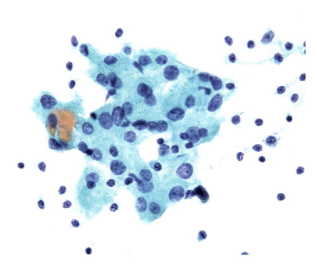

図42 バセドウ病(塗抹法)
リンパ球と大型の好酸性濾胞上皮からなる細胞集塊がみられ,慢性甲状腺炎に類似している.

d アミロイド甲状腺腫　Amyloid goiter

　甲状腺に限局する原発性アミロイドーシスと，慢性炎症性疾患などに伴う全身性アミロイドーシスの部分像としてみられる続発性アミロイドーシスがあり，いずれにおいても甲状腺はびまん性に腫大する．組織学的に，濾胞は減少し，アミロイドは拡大した間質に均質な好酸性・無構造物質としてみられる．

所見　（図43，44）

① アミロイドは緑～オレンジ色の均一な無構造物質としてみられる．
② 一般に線維芽細胞が混在している[▶4]．
③ コンゴー赤染色やDFS（direct fast scarlet）染色で赤染する．

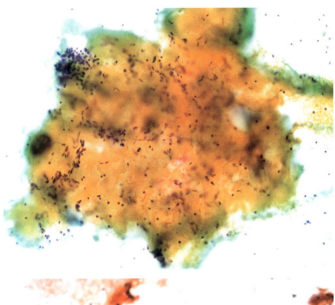

図43　アミロイド甲状腺腫（塗抹法）
オレンジ色のアミロイド塊で，コロイドと異なり内部に線維芽細胞がみられる．

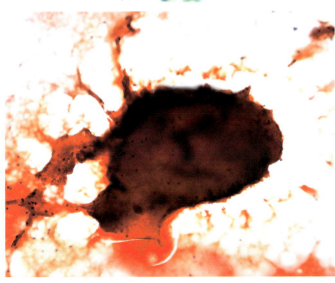

図44　アミロイド甲状腺腫（塗抹法）
アミロイドは赤色に染まる（コンゴーレッド染色）．

▶4　濃縮コロイド，硝子化膠原線維や基底膜様物質との鑑別が必要であるが，濃縮コロイドと異なり，アミロイド塊には線維芽細胞の混在が多い．確定診断には，コンゴー赤染色ないしはDFS染色で赤染し，偏光顕微鏡で緑色の複屈折があることを確認する．

e 急性甲状腺炎　Acute thyroiditis

稀な甲状腺の感染性・化膿性炎症で，原因は上気道炎や外傷など様々であるが，梨状窩瘻を介する感染経路が最もよく知られている．梨状窩瘻に続発する急性甲状腺炎は小児期に多く，反復性で，多くは左側に生じる特徴がある．

組織学的には好中球浸潤を伴う化膿性炎症で，膿瘍を形成する場合もある．

所見　（図45）

① 多数の好中球，組織球がみられる．
② 濾胞上皮がみられることは稀である．

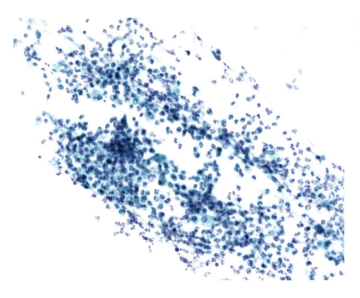

図45　**急性甲状腺炎（塗抹法）**
多数の好中球や組織球がみられ，膿瘍から採取されたと考えられる．

f 亜急性甲状腺炎　Subacute thyroiditis
　（ド・ケルヴァン甲状腺炎　de Quervain thyroiditis）

　組織学的に肉芽腫がみられることから肉芽腫性甲状腺炎 granulomatous thyroiditis とも呼ばれる炎症性疾患である．原因としてウイルス感染が疑われているが，証明はされていない．中年女性に好発する有痛性甲状腺炎としてよく知られており，一過性の甲状腺中毒症状が出現する．大半は臨床的に診断されるためあまり細胞診の対象にはならないが，結節性病変を伴う症例で細胞診が施行される場合がある．

　組織学的に，初期には好中球が多く，経過とともにリンパ球浸潤，線維化，濾胞の破壊・消失，コロイドを中心とする類上皮肉芽腫がみられる．炎症の時期によって，細胞所見が多少異なる．

所見　（図46〜48）

① 類上皮細胞や異物型多核巨細胞がみられ，核が数百個に及ぶ多核巨細胞や核破砕物やコロイドを貪食した多核巨細胞もみられる．
② 多少ともリンパ球が混在し，初期には好中球もみられる．
③ 濾胞上皮に異型性はない．

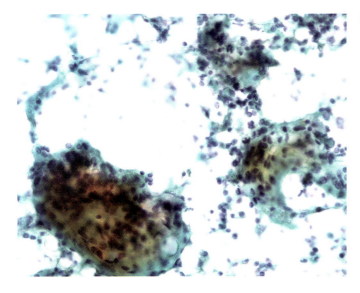

図46　亜急性甲状腺炎（塗抹法）
類上皮細胞，巨大な多核巨細胞，少数のリンパ球がみられる．

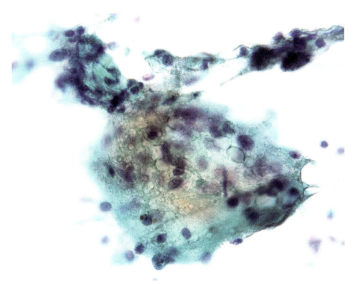

図 47 亜急性甲状腺炎(塗抹法)
多核巨細胞内に貪食されたコロイドがみられる.

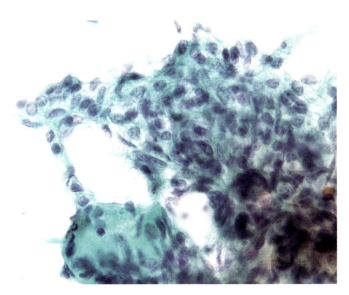

図 48 亜急性甲状腺炎(塗抹法)
類上皮細胞の集塊がみられる.核は卵円形から短紡錘形で,細胞境界が不明瞭である.

3 良性

g 橋本病 Hashimoto disease（**慢性甲状腺炎** Chronic thyroiditis）

　リンパ球性甲状腺炎のなかで最も頻度が高く，最初の報告者に因んで橋本病 Hashimoto disease の名称で知られている．中年女性に好発し，甲状腺はびまん性に腫大する．結節性病変やリンパ腫が疑われる症例で穿刺吸引細胞診が行われる．代表的な臓器特異的自己免疫性疾患の1つで，血清抗サイログロブリン抗体や抗甲状腺ペルオキシダーゼ抗体が陽性を示す．

　組織学的には，リンパ濾胞を伴うリンパ球・形質細胞の浸潤が目立ち，甲状腺濾胞は小型化，減少し，濾胞上皮に好酸性変化がみられる．経過とともに，線維化が生じ，リンパ球浸潤は減少する（線維型慢性甲状腺炎）．最近では，線維型慢性甲状腺炎と後述する IgG4 関連甲状腺炎およびリーデル甲状腺炎は IgG4 関連疾患に属する一連の病態と考えられている．

所見　（図49〜56）

① 背景に，異型性のない多数のリンパ球と種々の程度の形質細胞がみられる．
　・濾胞上皮を欠き，多数のリンパ球のみがみられることもある．
② 濾胞上皮の細胞質は広く，好酸性顆粒を有する（好酸性変化）．
③ 好酸性細胞の核に大小不同やクロマチンの増加，腫大した核小体を認めることがある．
④ 2核細胞がみられることがある．
⑤ 線維化が高度な症例では，細胞採取量が少ない．

Memo　**リンパ球性甲状腺炎** lymphocytic thyroiditis **とは**

リンパ球性甲状腺炎は慢性甲状腺炎，亜急性リンパ球性甲状腺炎（出産後ないしは無痛性甲状腺炎），局所性甲状腺炎など，リンパ球浸潤を主体とする様々な甲状腺炎を含む包括的名称で，慢性甲状腺炎が最も多い．また，リンパ球浸潤はバセドウ病，結節性甲状腺腫や IgG4 関連甲状腺炎でもみられる．

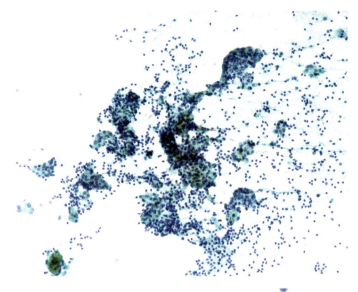

図49　慢性甲状腺炎（塗抹法）
多数のリンパ球を背景に濾胞上皮の集塊がみられる．

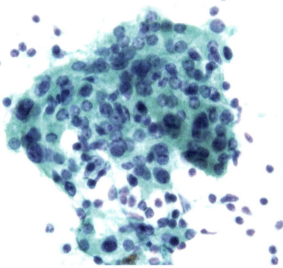

図50　慢性甲状腺炎（塗抹法）
濾胞上皮は広い好酸性細胞質を有し，濃染核や核の大小不同がみられる．

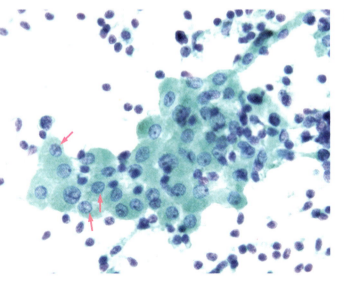

図51　慢性甲状腺炎（塗抹法）
リンパ球と好酸性濾胞上皮の集塊がみられる．核の溝を有する細胞（矢印）もみられるが，数が少なく，他の乳頭癌の核所見を欠いており，診断学的意義はない．

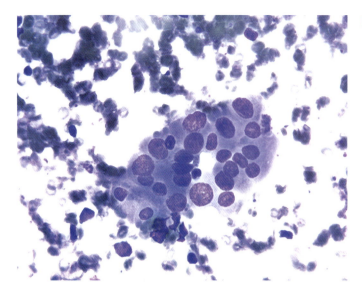

図 52 **慢性甲状腺炎(塗抹法)**
好酸性細胞に核の大小不同と腫大した核小体がみられる(ギムザ染色).

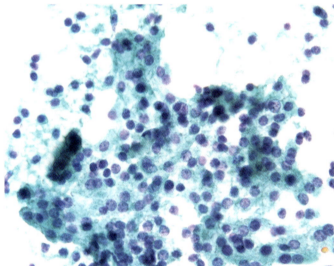

図 53 **慢性甲状腺炎(塗抹法)**
背景にリンパ球がみられ,細胞質が好酸性である.核は比較的小型で,大小不同はみられない.

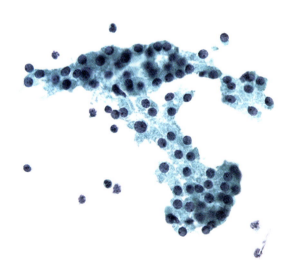

図 54 **慢性甲状腺炎(液状処理法)**
好酸性濾胞上皮がシート状に配列している.液状処理法では背景のリンパ球は減少する.

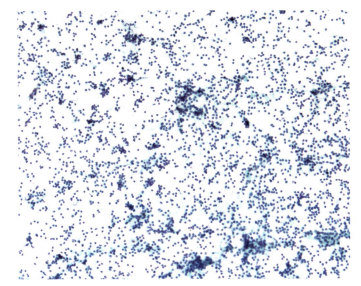

図55 慢性甲状腺炎(塗抹法)
濾胞上皮を欠き，多数の小型リンパ球のみがみられ，リンパ節の細胞所見に類似している．

図56 慢性甲状腺炎(液状処理法)
液状処理法では，慢性甲状腺炎に出現する小型リンパ球は集簇する傾向がある．

h IgG4 関連甲状腺炎　IgG4-related thyroiditis

　IgG4 関連甲状腺炎は，IgG4 陽性形質細胞と高度の線維化を特徴とする慢性リンパ性甲状腺炎の亜型で，高 IgG4 血症(135 mg/dL 以上)，著明なリンパ球・形質細胞浸潤と線維化，IgG4/IgG 陽性細胞比 40％以上の所見が診断基準とされている．IgG4 関連疾患では，しばしば複数の臓器に侵襲が及ぶが，IgG4 関連甲状腺炎では病変が甲状腺内に限局している．

所見　(図 57, 58)

① 慢性甲状腺炎に類似した細胞所見を示す．
　・リンパ球とともに，多数の形質細胞がみられる．
　・好酸性濾胞上皮がみられることがある．
② 濾胞上皮を欠き，リンパ球と多数の形質細胞のみの場合がある．

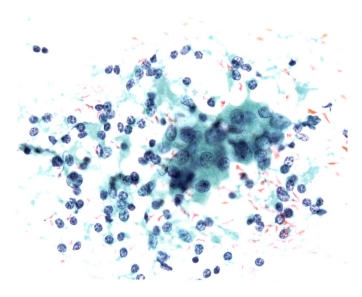

図 57　IgG4 関連甲状腺炎（塗抹法）
好酸性濾胞上皮の集塊と車軸状の核を有する多数の形質細胞がみられる．慢性甲状腺炎との鑑別は困難である．

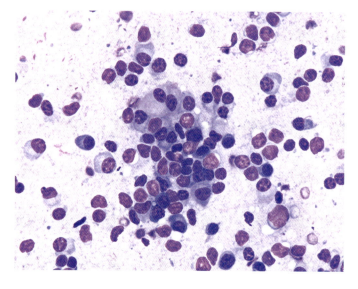

図 58　IgG4 関連甲状腺炎（塗抹法）
濾胞上皮とリンパ球とともに，多数の形質細胞がみられる．慢性甲状腺炎との鑑別は困難である（ギムザ染色）．

i リーデル甲状腺炎　Riedel thyroiditis

　甲状腺炎のなかで最も稀な病態であり，甲状腺の進行性線維化が頸部軟部組織にまで波及する．リーデル甲状腺炎は，甲状腺における全身性IgG4関連疾患の徴候であると考えられており，患者の約1/3で他臓器にも同様の病変がみられる．

所見 （図59）

① 細胞採取量が非常に少なく，リンパ球・形質細胞と線維芽細胞様の紡錘形細胞がわずかにみられる．
② 濾胞上皮やコロイドを認めることは稀である．

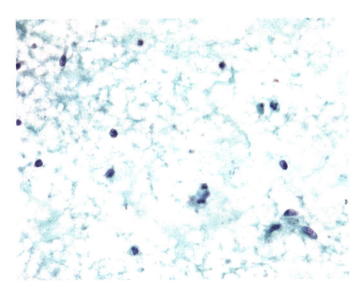

図59　リーデル甲状腺腫（塗抹法）
細胞成分が非常に少なく，少数の線維芽細胞様の紡錘形細胞とリンパ球がわずかにみられる．

4 意義不明　Undetermined significance

　　良悪の鑑別が難しい症例は，「甲状腺癌取扱い規約」第6版では「鑑別困難」に区分されていた．しかし，濾胞性腫瘍を強く疑う症例と，それ以外の症例とでは，その後の臨床的対応が異なるため，第7版では，濾胞性腫瘍を強く疑う場合は「濾胞性腫瘍」，それ以外は「意義不明」に区分されることになった．ベセスダシステム The Bethesda system for reporting thyroid cytopathology（TBSRTC）では，「濾胞性腫瘍」は「Follicular neoplasm/Suspicious for a follicular neoplasm（FN/SFN）」に，「意義不明」は「Atypia of undetermined significance/Follicular lesion of undetermined significance（AUS/FLUS）」に相当する．

　　本区分に含まれる標本は，①細胞学的に良性・悪性の鑑別が困難な標本，②他の区分に該当しない標本，③診断に苦慮する標本などである．濾胞性腫瘍および好酸性細胞型濾胞性腫瘍は含まれない．

　　具体的には，①乳頭癌の可能性がある標本，②濾胞性腫瘍の可能性がある標本，③好酸性細胞型濾胞性腫瘍の可能性がある標本，④リンパ腫と橋本病の鑑別が困難な標本，⑤髄様癌の可能性がある標本，⑥特定の病変が推定困難な標本などが含まれる．

a 乳頭癌の可能性がある標本

所見 （図1〜18）

① 乳頭癌を疑う異型細胞が少数みられる．
② 乳頭癌を疑う異型細胞に変性が加わっている．
　　・乾燥変性が強く観察困難．
　　・異型細胞が血液成分やコロイドに埋没し，詳細な観察困難．
③ 乳頭癌の可能性があるが，核所見が不十分．
　　・腺腫様結節との鑑別困難．
　　・橋本病との鑑別困難．
　　・濾胞性腫瘍との鑑別困難（ベセスダシステムでは"FN/SFN"に分類）．

図1 意義不明，乳頭癌を疑う異型細胞が少数（塗抹法）

採取細胞量は非常に少ない．背景は血液成分であり，中央に大きさが異なる細胞からなる集塊が2つある．

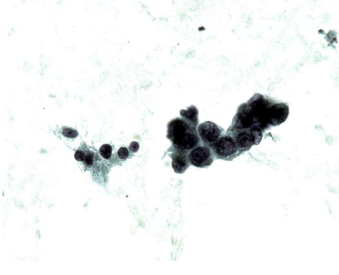

図2 意義不明，乳頭癌を疑う異型細胞が少数（塗抹法）

図1の症例の強拡大．右側の集塊は，核腫大，核の溝，核形不整などがみられ，乳頭癌の可能性があるが，細胞量が少なく，断定は困難である．左側の小集塊は，良性濾胞上皮細胞である．背景に血液が多いと，核は暗くなりクロマチンパターンが観察されにくくなる．

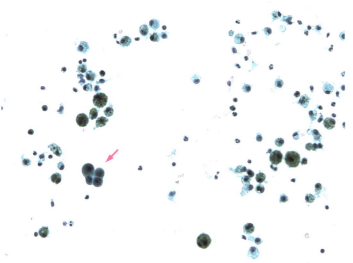

図3 意義不明，乳頭癌を疑う異型細胞が少数（液状処理法）

多数の泡沫細胞が採取されており，囊胞性病変であることがうかがえる．1か所に，上皮性細胞の小集塊（矢印）がみられる．同時に作製された塗抹標本では，上皮性細胞はみられず，泡沫細胞のみで，「囊胞液」と報告された．

4 意義不明 81

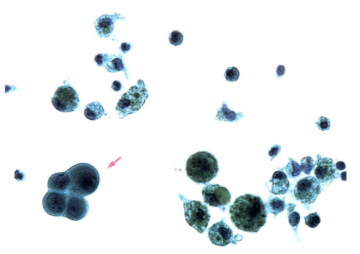

図4 意義不明.乳頭癌を疑う異型細胞が少数（液状処理法）

図3の症例の強拡大.上皮性細胞（矢印）の細胞質は厚く,核が腫大しており,N/C比が高い.核小体は明瞭である.囊胞形成性乳頭癌に出現する化生性変化を伴った乳頭癌細胞の可能性が示唆されるが,細胞量が少なく,断定困難である.

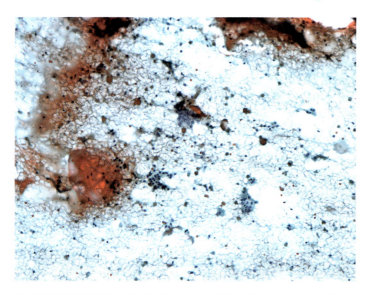

図5 意義不明.乳頭癌を疑う異型細胞が少数（塗抹法）

背景には液状コロイド,泡沫細胞,血液成分などがみられる.多くの上皮性細胞は小型で,腺腫様結節を思わせる.

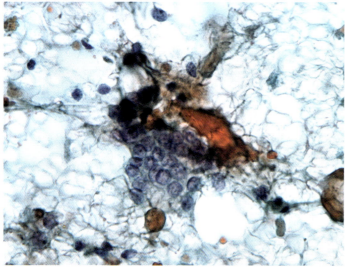

図6 意義不明.乳頭癌を疑う異型細胞が少数（塗抹法）

図5の症例の強拡大.核腫大,核の溝,すりガラス状クロマチンなど示す異型細胞の集塊がみられる.核密度は高く,隣り合う核同士が接している.乳頭癌を思わせる集塊だが,血液成分やコロイドのために詳細な観察が困難で,なおかつ細胞量も少ないため,断定は困難である.

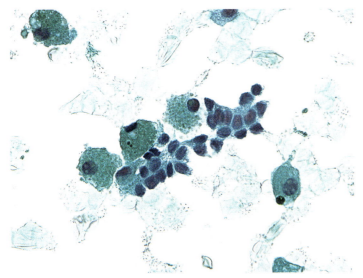

図7 意義不明，乾燥変性した異型細胞（塗抹法）

泡沫細胞を背景に，上皮性細胞集塊がみられる．上皮性細胞には核の溝や核形不整がみられ，乳頭癌の可能性が示唆されるが，乾燥変性のため詳細な観察が困難である．

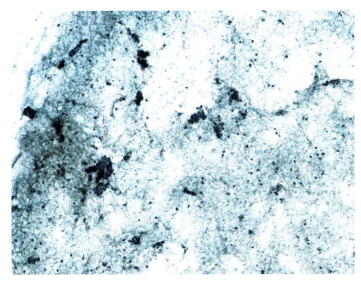

図8 意義不明，血液に埋没した異型細胞（塗抹法）

多量の血液成分が採取されており，そのなかに細胞集塊が埋没している．

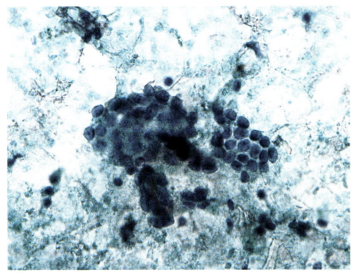

図9 意義不明，血液に埋没した異型細胞（塗抹法）

図8の症例の強拡大．上皮性細胞には核腫大や核の溝がみられ，乳頭癌を疑うが，血液成分に覆われているために詳細な観察が困難である．

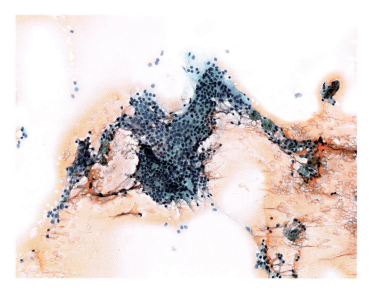

図 10 意義不明，乳頭癌と腺腫様結節との鑑別困難（塗抹法）

背景に豊富な液状コロイドがみられる．濾胞上皮細胞は大濾胞状集塊として出現している．

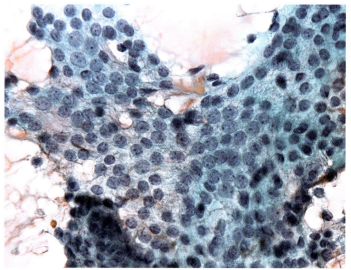

図 11 意義不明，乳頭癌と腺腫様結節との鑑別困難（塗抹法）

図 10 の症例の強拡大．濾胞上皮細胞は核腫大や核の溝が目立つが，N/C 比は低く，核内細胞質封入体はみられない．乳頭癌の可能性があるが，核所見が不十分で，腺腫様結節との鑑別が困難である．このような症例の場合，再検の意義は低い．

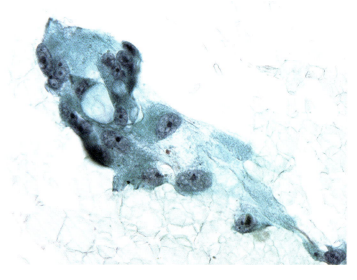

図 12 意義不明，乳頭癌と腺腫様結節との鑑別困難（塗抹法）

囊胞性病変から採取された検体である．1 か所に，大型の多辺形細胞からなるシート状集塊がみられる．細胞質はやや厚く，N/C 比は低い．核は腫大し，核小体周囲明暈を有する核小体が目立つ．囊胞性病変では，乳頭癌細胞か，腺腫様結節に出現する囊胞壁細胞かの鑑別がしばしば困難である．

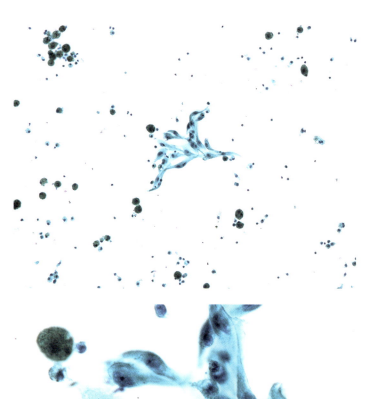

図 13 意義不明,乳頭癌と腺腫様結節との鑑別困難(液状処理法)

囊胞性病変から採取された検体である.1か所に,大型の紡錘形ないし多稜形細胞からなるシート状集塊がみられる.

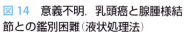

図 14 意義不明,乳頭癌と腺腫様結節との鑑別困難(液状処理法)

図13の拡大.異型細胞は紡錘形ないし多稜形で,シート状に出現している.核腫大や核内細胞質封入体(矢印)がみられ,乳頭癌の可能性が示唆される.腺腫様結節の囊胞壁細胞でも核異型がみられることがあるので,乳頭癌の核所見が不十分な標本では鑑別は困難である.

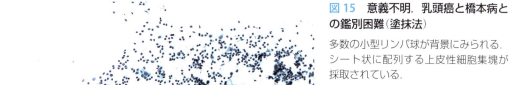

図 15 意義不明,乳頭癌と橋本病との鑑別困難(塗抹法)

多数の小型リンパ球が背景にみられる.シート状に配列する上皮性細胞集塊が採取されている.

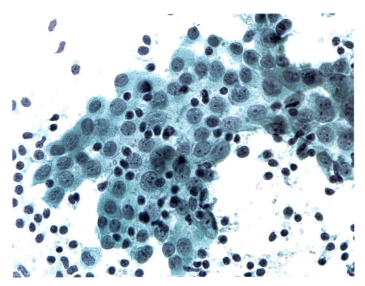

図 16 意義不明,乳頭癌と橋本病との鑑別困難(塗抹法)

図 15 の症例の強拡大.厚い細胞質,核腫大,核の溝,目立つ核小体などを示す濾胞上皮細胞が,結合性の弱い集塊として平面的に出現している.リンパ球は集塊内部にも認められる.乳頭癌と橋本病との鑑別が困難である.

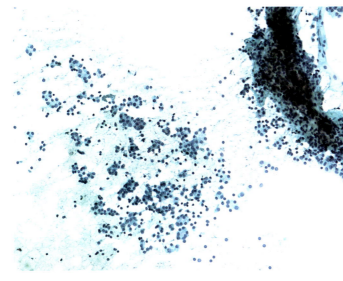

図 17 意義不明,濾胞型乳頭癌と濾胞性腫瘍との鑑別困難(塗抹法)

採取細胞量は多い.濾胞上皮細胞が小濾胞状集塊として出現している.

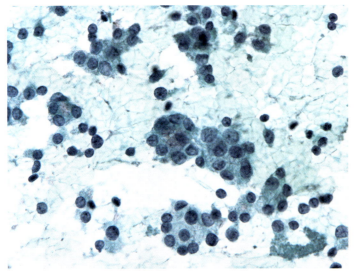

図 18 意義不明,濾胞型乳頭癌と濾胞性腫瘍との鑑別困難(塗抹法)

図 17 の症例の強拡大.濾胞上皮細胞は,核腫大,核の溝,やや淡明なクロマチンパターンを示すが,核内細胞質封入体はみられない.乳頭癌の核所見が不十分で,濾胞型乳頭癌と濾胞性腫瘍との鑑別が困難である.このような症例の場合,再検の意義は低い.TBSRTC では,「濾胞性腫瘍」のカテゴリーに分類される.

b 濾胞性腫瘍の可能性がある標本

所見 （図19〜24）

① 採取細胞量が少なく，濾胞性腫瘍と断定できない．
② 採取細胞量は多いが，濾胞性腫瘍と断定できない．
　・腺腫様結節との鑑別困難．
　・乳頭癌との鑑別困難（TBSRTC では "FN/SFN" に分類）．
　・副甲状腺腺腫との鑑別困難．

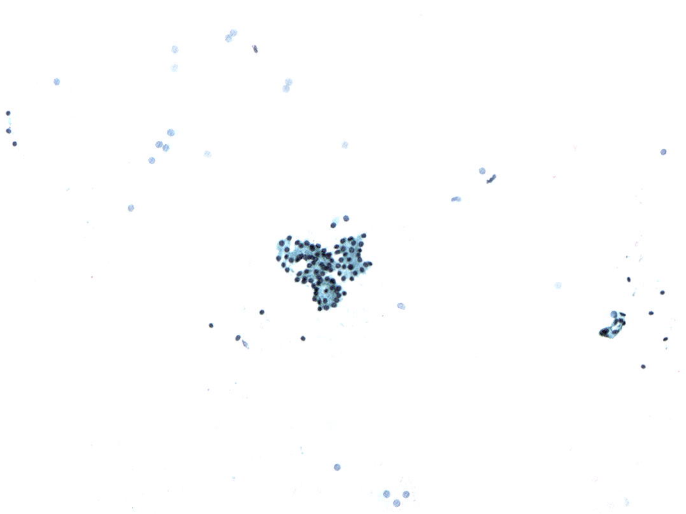

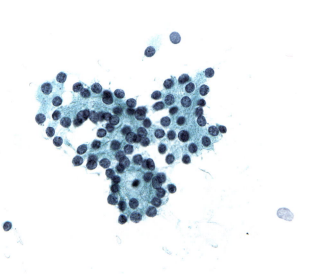

図19　意義不明，濾胞性腫瘍を疑う上皮性細胞が少数（塗抹法）
採取細胞量は少ない．数個の小濾胞状細胞集塊がみられる．

図20　意義不明，濾胞性腫瘍を疑う細胞が少数（塗抹法）
図19の症例の強拡大．小濾胞状細胞集塊を構成する細胞には，軽度の核腫大がみられる．乳頭癌の核所見は確認できない．濾胞性腫瘍の可能性が示唆されるが，細胞量が少なく，断定は困難である．

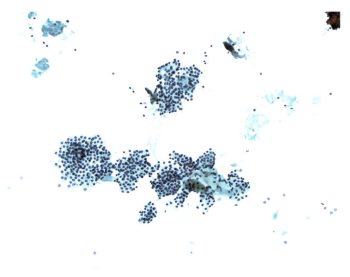

図21 意義不明,濾胞性腫瘍と腺腫様結節との鑑別困難(塗抹法)
採取細胞量は多い.背景に少量の液状コロイドがみられる.濾胞上皮細胞は小濾胞状〜中型濾胞状集塊として出現している.

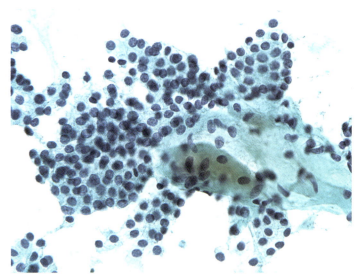

図22 意義不明,濾胞性腫瘍と腺腫様結節との鑑別困難(塗抹法)
図21の症例の強拡大.濾胞上皮細胞の核は小型・円形で,均一な所見を呈している.乳頭癌の核所見は確認できない.背景所見と核所見は腺腫様結節を思わせるが,小濾胞状構造が目立つので,濾胞性腫瘍との鑑別が困難である.このような症例の場合,再検の意義は低い.

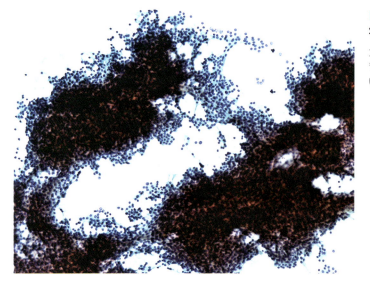

図23 意義不明,濾胞性腫瘍と副甲状腺腺腫との鑑別困難(塗抹法)
大型集塊や索状集塊が出現している.背景や集塊内部にコロイドはみられない.

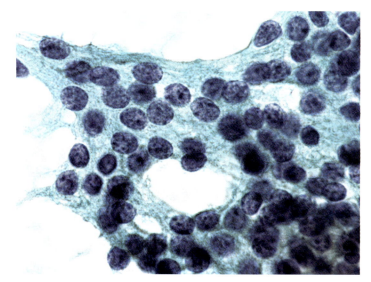

図 24 意義不明．濾胞性腫瘍と副甲状腺腺腫との鑑別困難（塗抹法）

図 23 の症例の強拡大．核は円形で，軽度核腫大を伴い，ごま塩状クロマチンパターンを呈する．甲状腺内に発生した副甲状腺腺腫を疑うが，濾胞性腫瘍や低分化癌との鑑別を要する．免疫染色にて，GATA-3，PTH，クロモグラニン A などが陽性，TTF-1，PAX8，サイログロブリンが陰性であることを確認する．

c 好酸性細胞型濾胞性腫瘍の可能性がある標本

所見 （図 25～31）

① 採取細胞量が少なく，好酸性細胞型濾胞性腫瘍と断定できない．
② 採取細胞量は多いが，好酸性細胞型濾胞性腫瘍と断定できない．
・腺腫様結節との鑑別困難．
・橋本病との鑑別困難．
・髄様癌との鑑別困難．

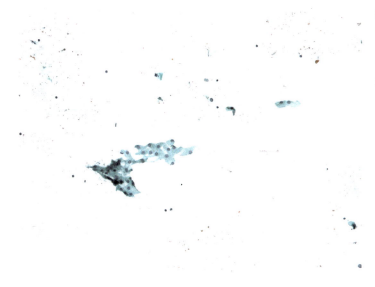

図 25 意義不明．好酸性細胞が少数（塗抹法）

採取細胞量は少ない．好酸性細胞の集塊が数か所にみられる．背景にリンパ球はみられない．

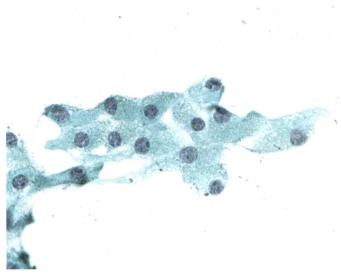

図26 意義不明，好酸性細胞が少数（塗抹法）

図25の症例の強拡大．好酸性細胞は結合性が弱く，核腫大を伴うが，N/C比は低い．好酸性細胞型濾胞性腫瘍の可能性があるが，細胞量が少なく，断定は困難である．

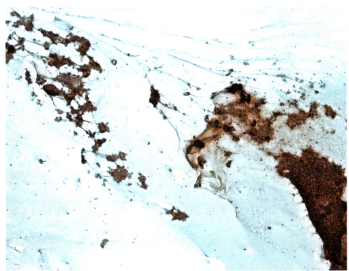

図27 意義不明，好酸性細胞型濾胞性腫瘍と腺腫様結節との鑑別困難（塗抹法）

採取細胞量は多い．豊富な液状コロイドを背景に，上皮性細胞集塊がみられる．

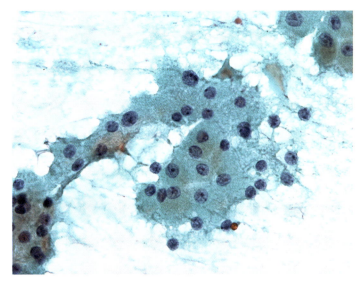

図28 意義不明，好酸性細胞型濾胞性腫瘍と腺腫様結節との鑑別困難（塗抹法）

図27の症例の強拡大．塗抹されたほとんどの細胞は好酸性細胞質を有し，核小体が目立つ．背景にはコロイドが豊富で，腺腫様結節を思わせるが，細胞所見は好酸性細胞型濾胞性腫瘍を示唆し，両者の鑑別が困難である．このような症例の場合，再検の意義は低い．

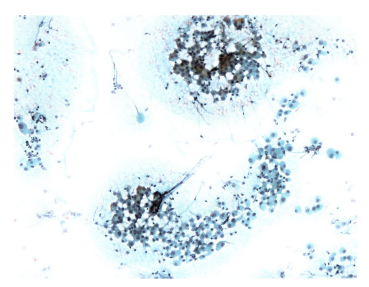

図 29　意義不明，好酸性細胞型濾胞性腫瘍と橋本病との鑑別困難（塗抹法）

採取細胞量は多い．疎な結合性を示す上皮性細胞とリンパ球が混在して塗抹されている．

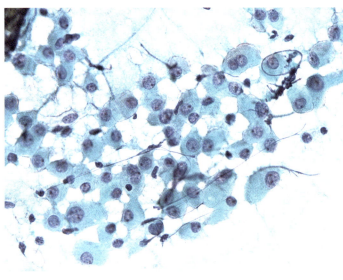

図 30　意義不明，好酸性細胞型濾胞性腫瘍と橋本病との鑑別困難（塗抹法）

図 29 の症例の強拡大．濾胞上皮細胞の結合性は乏しい．細胞質は広く，好酸性で，核腫大や核小体腫大を伴っている．二核細胞が散見される．リンパ球と好酸性細胞の存在から橋本病を疑うが，濾胞上皮細胞が均一な細胞所見を示すことから，好酸性細胞型濾胞性腫瘍の可能性を否定できない．

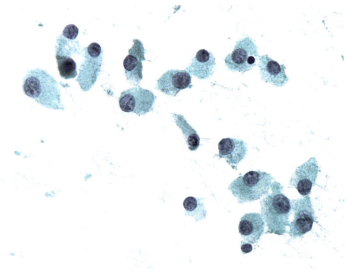

図 31　意義不明，好酸性細胞型濾胞性腫瘍と髄様癌との鑑別困難（塗抹法）

上皮性細胞が孤立散在性に出現している．細胞質は好酸性顆粒状で，腫大した核が極端に偏在している．これらの所見は好酸性細胞型濾胞性腫瘍と髄様癌に共通しているため，両者の鑑別が困難である．髄様癌の診断には，カルシトニン抗体を用いた免疫染色が有用である．

4　意義不明　91

d リンパ腫と橋本病の鑑別が困難な標本(図32〜33)

所見

① MALTリンパ腫を疑うが断定できない．
② 橋本病を考えるが好酸性細胞が少ない．
③ リンパ球が多数出現している．

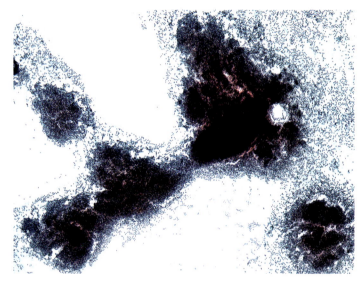

図32 意義不明，橋本病とリンパ腫との鑑別困難(塗抹法)

多数のリンパ球が採取されている．リンパ球は立体的で大きな集簇塊として塗抹されている．濾胞上皮細胞はみられない．

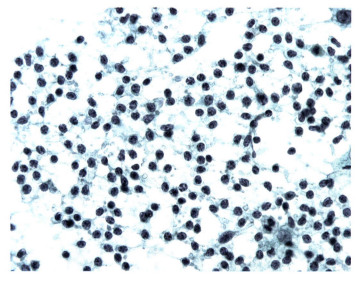

図33 意義不明，橋本病とリンパ腫との鑑別困難(塗抹法)

図32の症例の強拡大．小型リンパ球が主体で，中型リンパ球が混在している．リンパ球に軽度の核形不整がみられ，背景に lymphoglandular bodies が存在することから，MALTリンパ腫の可能性が示唆されるが，リンパ球優位の橋本病との鑑別が難しい．穿刺材料を用いたフローサイトメトリー検査で，κ/λ比が0.33未満ないし3以上であれば，リンパ腫を疑う．

e 髄様癌の可能性がある標本

所見 （図34〜35）

① 採取細胞量が少なく，髄様癌と断定できない．
② 採取細胞量は多いが，髄様癌と断定できない．
・好酸性細胞型濾胞性腫瘍との鑑別困難．

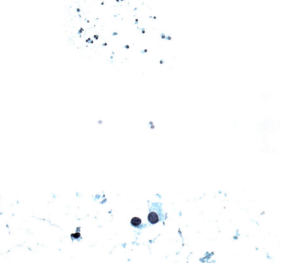

図34 意義不明．髄様癌を疑う細胞が少数（塗抹法）
採取細胞量は非常に少ない．異型細胞が孤立散在性に出現している．

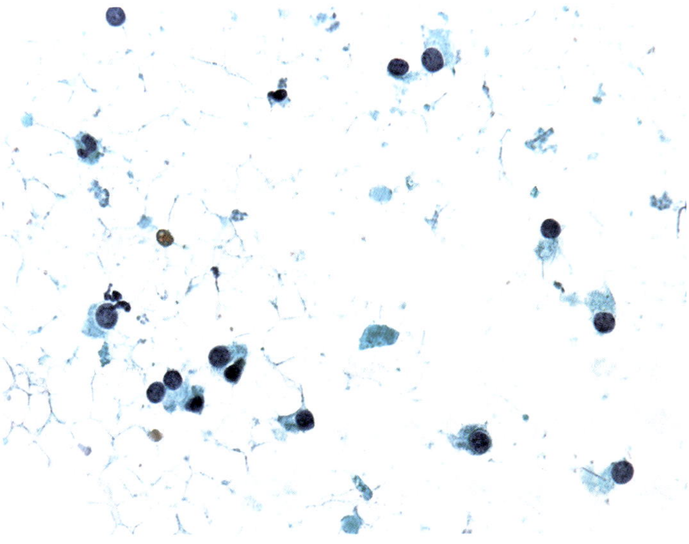

図35 意義不明．髄様癌を疑う細胞が少数（塗抹法）
図34の症例の強拡大．孤立散在性に出現している異型細胞の細胞質は顆粒状で，境界不明瞭である．核は極端に偏在している．髄様癌の可能性が示唆されるが，細胞量が少なく，断定は困難である．

f 特定の病変が推定困難な標本(図36〜38)

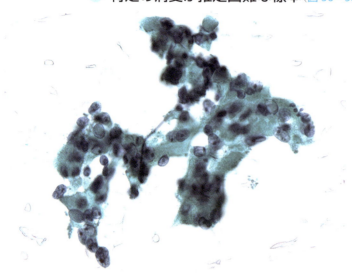

図36 意義不明，特定困難な異型細胞が少数（塗抹法）

核腫大，核内細胞質封入体，核小体腫大を示す異型細胞の集塊がみられる．乳頭癌，好酸性細胞型濾胞性腫瘍，低分化癌，腎癌の転移などの可能性が示唆されるが，組織型の特定が困難である．

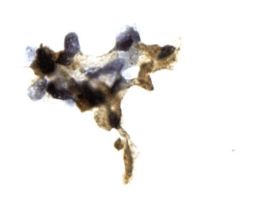

図37 特定困難な異型細胞が少数（液状処理法）

図36の症例のCD10免疫染色．暫定報告後に液状処理標本を追加作製し，免疫染色を施行した．CD10が細胞質に陽性を示したため，腎癌の転移が疑われた．その後，腹部CT検査にて，左腎に腫瘤が認められた．

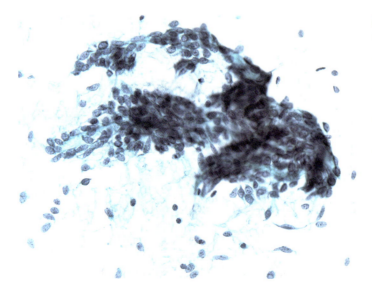

図38 意義不明，特定困難な異型細胞が少数（塗抹法）

紡錘形異型細胞が集簇してみられる．細胞質は淡く不明瞭で，核は短紡錘形〜紡錘形を呈し，核クロマチンは細顆粒状である．髄様癌，甲状腺内胸腺癌，低分化癌，胸腺腫などの可能性が考えられる．組織診断は胸腺様分化を伴う紡錘形腫瘍であった．

Memo　臨床的対応と精度管理

　本カテゴリーに分類された結節は，基本的には再検が望ましく，再検が行われれば，その75〜80％の結節において良性・悪性のどちらかに振り分けることができると報告されている．しかし，採取細胞量が多い場合には，再検の意義が低いことがあるのでその旨を付記することが望ましい．

　免疫染色（**下表**），フローサイトメトリー（CD45ゲーティング），カルシトニン値測定など，本カテゴリーに分類される結節では，これらの補助診断法を行うことでより的確な診断が可能なことがあるため，積極的に試みることが推奨される．

　精度管理的には，意義不明が占める割合は，検体適正症例の10％以下が望ましく，それを明らかに逸脱するときは細胞診断に関する検討が必要である．

表　甲状腺細胞診において，鑑別診断に有用な抗体

対象		陽性を示す抗体
甲状腺濾胞上皮由来		サイログロブリン，TTF-1，PAX8
篩型乳頭癌		βカテニン（核＋細胞質），ER，PgR
硝子化索状腫瘍		MIB-1（細胞膜）
髄様癌		カルシトニン，CEA，クロモグラニンA
甲状腺内胸腺癌		CD5
副甲状腺由来		GATA-3，PTH，クロモグラニンA
転移性	腎細胞癌	CD10，PAX8
	肺腺癌	TTF-1
	乳癌	GATA-3，ER，PgR，HER2

ER: Estrogen receptor, PgR: Progesterone receptor

5 濾胞性腫瘍　Follicular neoplasm

　　乳頭癌の核所見を有さない濾胞上皮細胞が主として濾胞状に増殖する腫瘍で，濾胞腺腫とその悪性型である濾胞癌が含まれる．

　　濾胞癌の診断は被膜浸潤，脈管浸潤，甲状腺外への転移のいずれか少なくとも1つが存在することが条件で，増殖パターンや細胞異型では良性・悪性の判定はできないとされている．したがって，細胞診では両者を区別できないことから，一括して「濾胞性腫瘍 follicular neoplasm」として扱う．

　　濾胞腺腫は腺腫様甲状腺腫との鑑別に個人差があることに加えて，小さい結節は臨床的に経過観察されるため，濾胞腺腫の正確な頻度は明らかではない．

　　男女比は1：4〜1：6で，40〜50代に頻度が高い．濾胞癌は乳頭癌に次いで頻度の高い甲状腺悪性腫瘍で，甲状腺悪性腫瘍の3〜10％を占める．

　　「濾胞性腫瘍」の診断カテゴリーは，濾胞腺腫または濾胞癌が推定される，あるいは疑われる標本において用いられる．好酸性細胞型や異型腺腫を推定する標本も含まれる．本区分の多くは濾胞腺腫，濾胞癌であるが，腺腫様甲状腺腫，乳頭癌，副甲状腺腺腫のこともある．濾胞腺腫と濾胞癌の区別は論理的にできない．

a 濾胞性腫瘍（意義不明を含む）
Follicular neoplasm（including undetermined significance）

所見　（塗抹法）（図 1, 2, 4〜7, 9, 11, 12, 16, 17, 19, 20）

① 穿刺吸引時に，血液の混入が起こりやすい．
② 背景は出血性で，泡沫細胞やヘモジデリン貪食細胞はみられない．
③ 出現細胞は単調で，小〜中濾胞状，ロゼット状，合胞状，索状パターンを示す．
④ 小濾胞状集塊とは，15個以下の結合性の乏しい細胞からなり，構成細胞は円周状に，核は時計の文字盤のように配列する．
⑤ 濾胞内に濃縮した球形のコロイド（硝子様コロイド）が観察されることがある．
⑥ 核は類円形で，軽度腫大し，クロマチンは細顆粒状で，N/C比が高い．
⑦ 乳頭癌を示唆する核所見はみられない．
⑧ 細胞質は淡染性で，細胞境界は不明瞭である．

所見　（液状処理法）（図 3, 8, 10, 13〜15, 18, 21）

① 背景の赤血球が消失するので，通常塗抹標本に比べて細胞の観察がしやすい．
② 裸状の毛細血管がみられることが多い．
③ 集塊周囲にフィブリンがみられることがある．

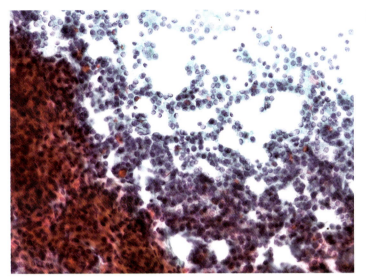

図1 濾胞性腫瘍（塗抹法）
採取細胞量は非常に多く，主として小濾胞状に出現している．濾胞内には濃縮したコロイドがみられる．

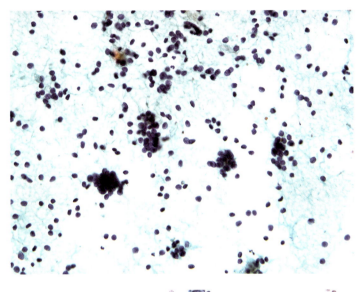

図2 濾胞性腫瘍（塗抹法）
腫瘍細胞が小濾胞状に出現している．背景には多量の赤血球がみられる．

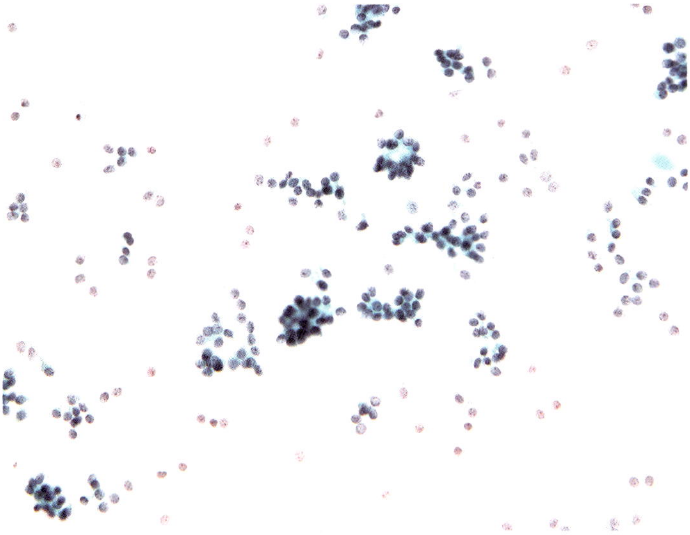

図3 濾胞性腫瘍（液状処理法）
図2と同じ症例．背景の赤血球が消失している．

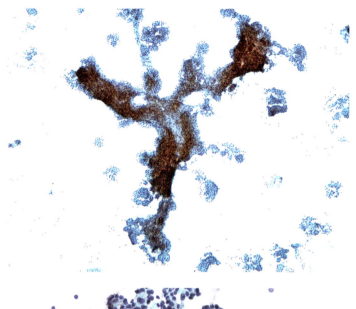

図4 濾胞性腫瘍(塗抹法)
小型濾胞状集塊が集簇し,あたかも乳頭状集塊のようにみえる.

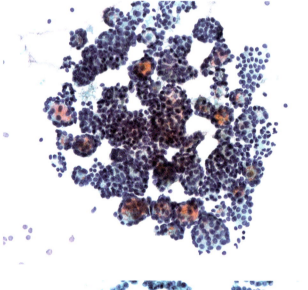

図5 濾胞性腫瘍(塗抹法)
立体的な小〜中濾胞状集塊が重積してみられる.

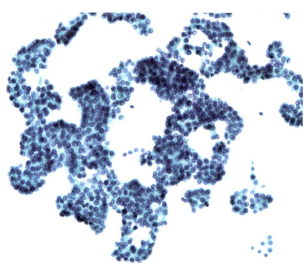

図6 濾胞性腫瘍(塗抹法)
索状集塊と濾胞状集塊が混在している.

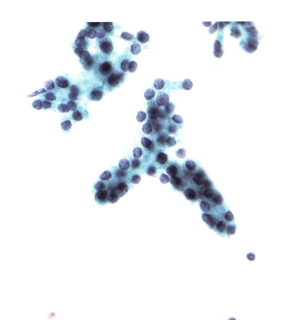

図7　濾胞性腫瘍（塗抹法）
索状配列がみられる．細胞境界は不明瞭で，合胞状である．

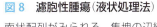

図8　濾胞性腫瘍（液状処理法）
索状配列がみられる．集塊の辺縁は細胞質が消失し，核が細胞質から飛び出しているようにみえる．

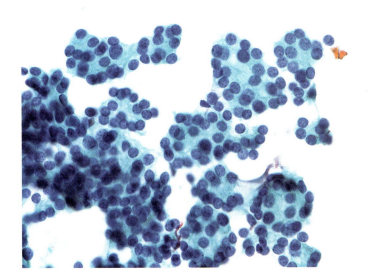

図9　濾胞性腫瘍（塗抹法）
細胞数が15個以下から構成される小濾胞状集塊がみられる．

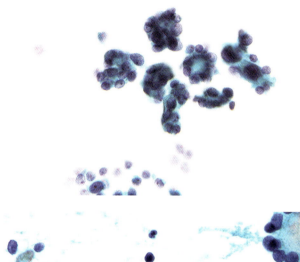

図 10　濾胞性腫瘍(液状処理法)
図9と同じ症例．細胞数が15個以下からなる小濾胞状集塊がみられる．集塊はより立体的に塗抹されている．

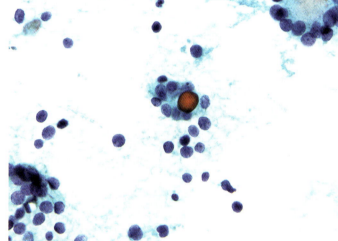

図 11　濾胞性腫瘍(塗抹法)
小濾胞状集塊の中に，濃縮したコロイドがみられる．

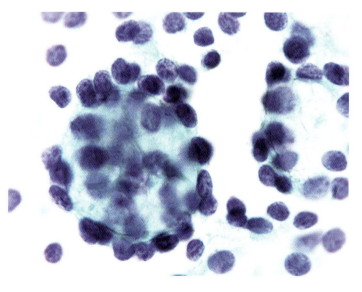

図 12　濾胞性腫瘍(塗抹法)
立体的な中濾胞状集塊がみられる．核クロマチンは暗く，顆粒状で，乳頭癌の核所見はみられない．

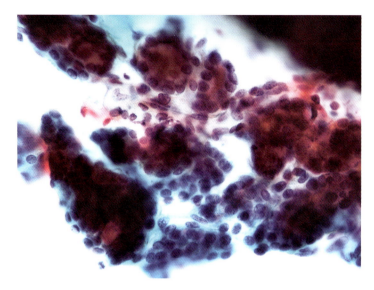

図13 濾胞性腫瘍（液状処理法）
濾胞は立体的に塗抹されている．濾胞間には毛細血管が観察される．

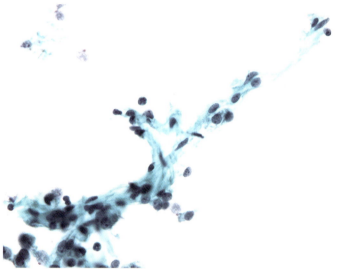

図14 濾胞性腫瘍（液状処理法）
裸状毛細血管がみられる．

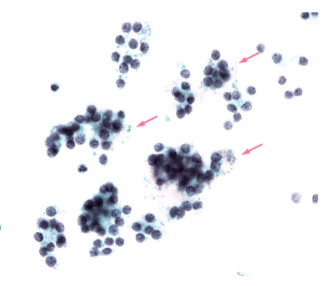

図15 濾胞性腫瘍（液状処理法）
小濾胞状集塊の周囲にフィブリン（矢印）がみられる．

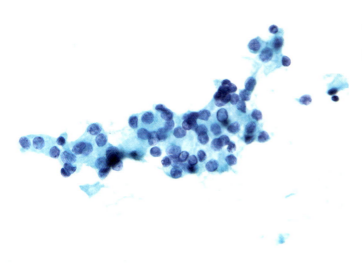

図 16　意義不明（塗抹法）
小濾胞状集塊がみられる．核クロマチンがやや明るく，濾胞性腫瘍か，濾胞型乳頭癌か，区別が難しい．

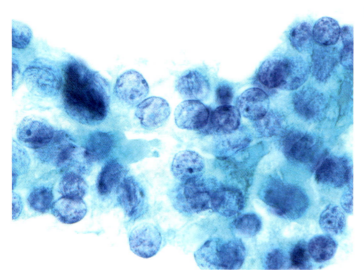

図 17　意義不明（塗抹法）
濾胞状パターンを示す細胞の核クロマチンは明るく微細で，濾胞型乳頭癌が示唆される．

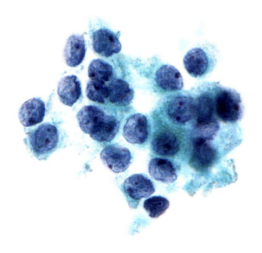

図 18　意義不明（液状処理法）
小濾胞状集塊がみられる．核は軽度不整形で，濾胞型乳頭癌の可能性が否定できない．

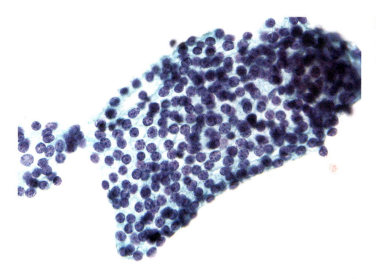

図 19　意義不明（塗抹法）
平面的な索状集塊がみられる．背景および集塊内にはコロイドがみられない．

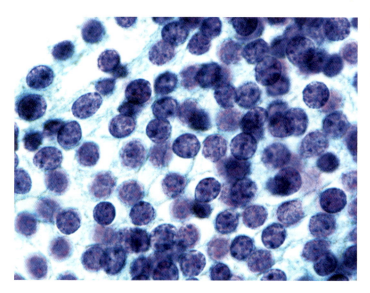

図 20　意義不明（塗抹法）
図 19 の強拡大像．N/C 比は低く，細胞膜が明瞭である．核クロマチンは粗顆粒状で，副甲状腺腺腫が疑われるが，濾胞性腫瘍との鑑別は困難である．

図 21　意義不明（液状処理法）
出現細胞は GATA-3 に陽性であり，副甲状腺腺腫と診断された（GATA-3 免疫染色）．

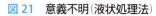

5　濾胞性腫瘍　103

b 好酸性細胞型濾胞性腫瘍　Follicular neoplasm, oxyphilic cell variant

　腫瘍の75%以上が好酸性細胞で占められる濾胞腺腫・濾胞癌である．この亜型はそれぞれ濾胞腺腫の10〜15%を，濾胞癌の20〜25%を占める．組織学的に，腫瘍細胞は多角形で，細胞境界は明瞭である．細胞質は豊富で，顆粒状，好酸性を示す．核は円形で，ほぼ中心性に位置している．核クロマチンは粗く，過染色性である．時に核小体が大きく目立ち，非常に大型の核をもつことがあるが，悪性の指標にはならない．穿刺吸引により出血や壊死を伴いやすく，腫瘍全体が梗塞に陥ることもある．

所見　（図22〜31）

① 小濾胞状配列よりも索状配列がみられやすい．
② 液状処理標本では孤立散在性に出現する傾向があるが，通常の濾胞性腫瘍と異なり裸核状にはならない．
③ 背景には網状の毛細血管がみられる．
④ 腫瘍細胞は多稜形で大型の場合と小型の場合がある．
⑤ 豊富な細胞質はライトグリーン好性を示し，顆粒状で，細胞境界は明瞭である．
⑥ 核クロマチンは粗顆粒状で，核の大小不同，二核，大型核小体，核の溝などがしばしば観察される．
⑦ この亜型も細胞所見のみから良悪性を区別することはできない．
⑧ 梗塞や嚢胞化を伴う場合は，背景に壊死や泡沫細胞がみられる．

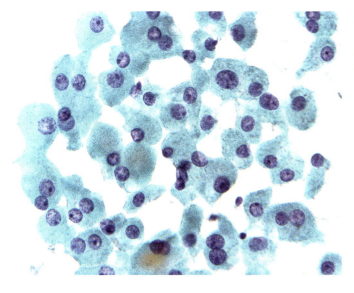

図22　濾胞性腫瘍，好酸性細胞型（塗抹法）

細胞質は豊富で，顆粒状である．細胞境界は明瞭である．

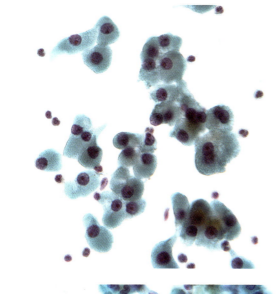

図 23 濾胞性腫瘍，好酸性細胞型（液状処理法）
通常塗抹標本と比べて小型で，細胞質は濃染している．背景にみられる裸核状細胞はリンパ球との鑑別が必要である．

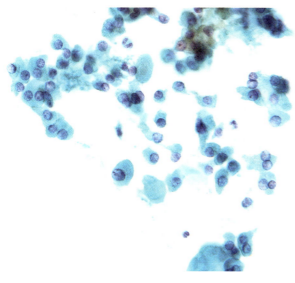

図 24 濾胞性腫瘍，好酸性細胞型（塗抹法）
腫瘍細胞は小型で，細胞質が狭いが，細胞質は厚く，顆粒状で，好酸性細胞型の特徴を有している．

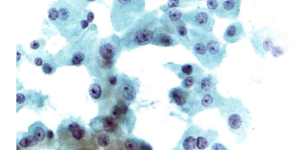

図 25 濾胞性腫瘍，好酸性細胞型（塗抹法）
核小体と二核細胞が目立つ．

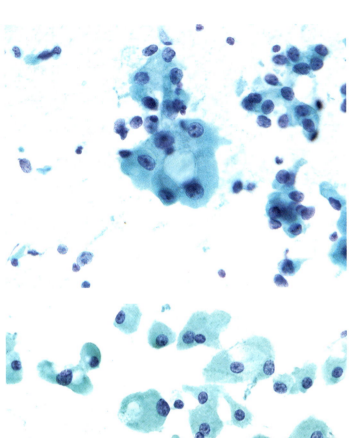

図26 濾胞性腫瘍，好酸性細胞型（塗抹法）
小濾胞状集塊の内腔側に，明瞭なluminal borderが観察される．

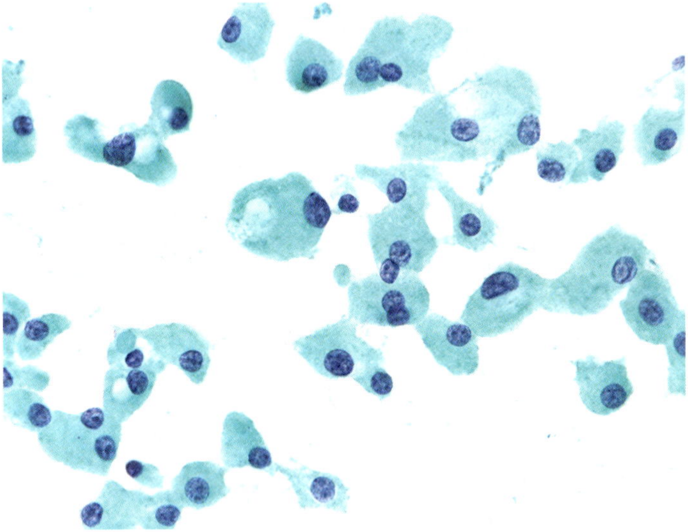

図27 濾胞性腫瘍，好酸性細胞型（塗抹法）
細胞質内小腺腔がみられる．

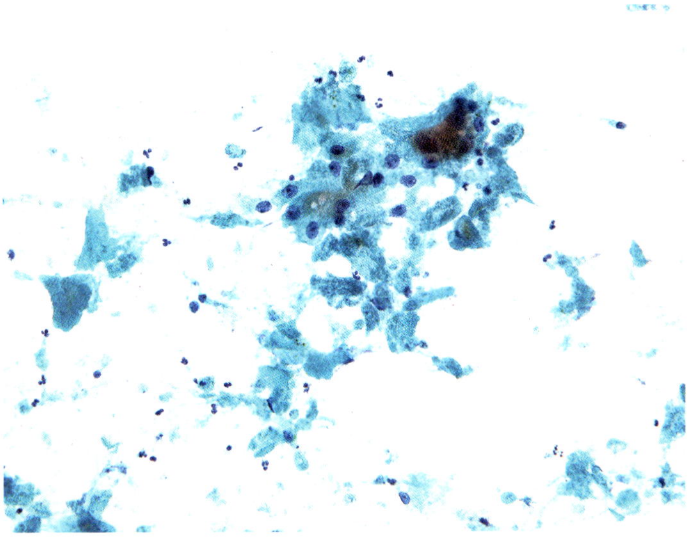

図28 濾胞性腫瘍，好酸性細胞型（塗抹法）
ほとんどの細胞が壊死に陥っている．好酸性細胞型では，梗塞をきたすことがある．

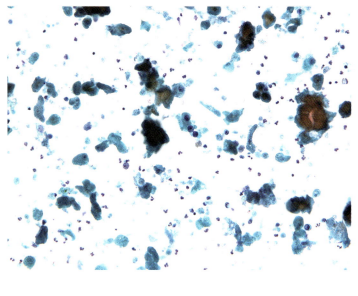

図29 濾胞性腫瘍,好酸性細胞型（液状処理法）

図28と同じ症例．壊死性背景に，少数の好酸性細胞がみられる．

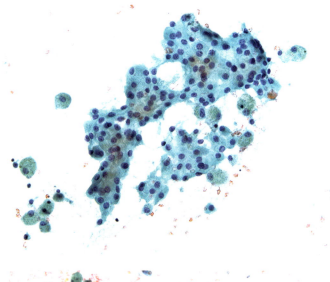

図30 濾胞性腫瘍,好酸性細胞型（塗抹法）

好酸性細胞がシート状に出現している．背景には，泡沫細胞がみられる．

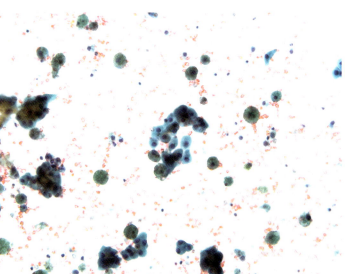

図31 濾胞性腫瘍,好酸性細胞型（液状処理法）

好酸性細胞型では，腺腫様甲状腺腫のように変性赤血球や泡沫細胞が背景にみられることがある．

c 異型腺腫　　Atypical adenoma

　強い構造異型および強い核異型・細胞異型を呈する濾胞腺腫である．紡錘形細胞からなる濾胞腺腫も本症に属する．高い細胞密度，核分裂像の増加，壊死，高い Ki-67 標識率などを示す濾胞腺腫も含まれる．これらの異型所見がみられても，被膜浸潤および脈管浸潤がみられない限り，診断的意義や予後に影響を及ぼさないことから，良性腫瘍の範疇である異型腺腫として扱われている．したがって，異型腺腫と診断された症例のなかには，まだ被膜浸潤や脈管浸潤をきたしていない濾胞癌（非浸潤性濾胞癌）が含まれている可能性がある．

所見　（図32）

① 通常の濾胞性腫瘍の細胞像を背景に，大型異型細胞が散見される．
② 大型異型細胞は未分化癌細胞に類似しているが，目立つ核小体，壊死，核分裂像などはみられない．
③ 大型異型細胞のみからなる集塊もみられない．

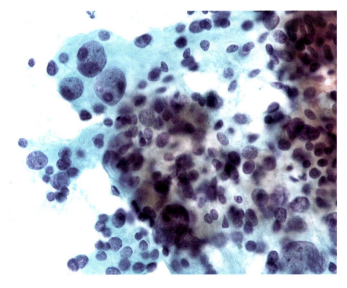

図32　濾胞性腫瘍，異型腺腫（塗抹法）
小型濾胞からなる細胞集塊内に，大型過染性核を有する異型細胞が混在している．背景に壊死や好中球はみられない．

Memo 濾胞性腫瘍の臨床的対応と精度管理

再検により他のカテゴリーに変わる可能性は低く，再検の意義は少ない．術前細胞診にて「濾胞性腫瘍」と診断された場合，本邦では，臨床的あるいは超音波で悪性が疑われる，徐々に大きくなる，結節が大きい（4 cm 以上），血清サイログロブリン値が高値（1,000 ng/mL 以上）であるなどの臨床所見を加味し，経過観察，葉切除，全摘出術が選択される．

濾胞腺腫よりも濾胞癌にみられやすい細胞所見である，①高い濾胞密度，②立体的小濾胞状集塊，③索状集塊，④腫大核，⑤過染性核クロマチンのうち，2つ以上所見がある場合は，悪性の可能性が高いことを念頭に切除が推奨される（下図）．

精度管理的には，「濾胞性腫瘍」が占める割合は，検体適正症例の10％以下が望ましい．

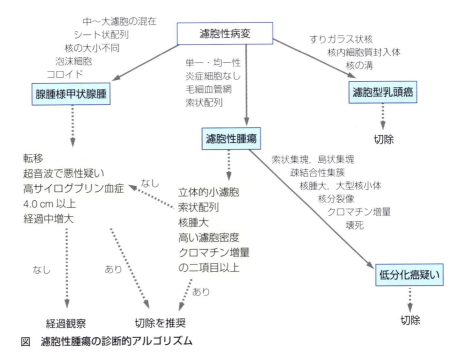

図　濾胞性腫瘍の診断的アルゴリズム

Memo 「甲状腺癌取扱い規約」第7版と「ベセスダシステム」第2版との違い

「ベセスダシステム」第2版では，中等量から大量の細胞集塊が採取されている場合に「濾胞性腫瘍」の診断カテゴリーを用い，細胞集塊が少ない場合は「意義不明な濾胞性病変」に分類されるが，「甲状腺癌取扱い規約」ではそのような規定はない．

核腫大，核形不整，淡明なクロマチンのような乳頭癌を疑う軽度の核所見がみられる濾胞性病変は，「ベセスダシステム」初版では「意義不明な濾胞性病変」に分類されていたが，第2版では濾胞性腫瘍に分類されることになった．

「ベセスダシステム」第2版に記載されている悪性の危険度は10～40％で，通常の臨床的対応は葉切除あるいは分子生物学的検索である．

6 悪性の疑い　　Suspicious for malignancy

「悪性と思われる細胞が少数または所見が不十分なため，悪性と判定できない標本を示す」とされる場合に適用する．

しかしながら，現実的には細胞所見だけではなく，標本の質的問題，乾燥，挫滅，染色不良など不良標本においても適応される可能性がある．本項では不良標本については触れず，疾患についてのみ触れる．

悪性の疑いと判定される腫瘍として，乳頭癌に関連したものが多い．これは乳頭癌の発生頻度が高いこと，核所見に重点を置いた判定法や，サブタイプに関係すると思われる．例えば，核内細胞質封入体様の核所見を特徴とする硝子化索状腺腫との鑑別，濾胞構造を示す乳頭癌と濾胞性腫瘍の鑑別などがあげられる．その他に，癌細胞であっても癌細胞としての所見に乏しい場合や他の癌細胞と類似所見を有する場合などが含まれる．

良性疾患でこのカテゴリーに含まれる可能性があるものとして，細胞異型を伴うことがある疾患，異型腺腫，腺腫様甲状腺腫，橋本病などがある．

所見　（図 1〜28）

① 核内細胞質封入体様構造や核溝様構造がみられるが，所見としてはっきりしないため乳頭癌と判断できない．
② 核内細胞質封入体様の構造や核溝様構造がみられ乳頭癌を疑うが，その他乳頭癌と判断する所見に欠けるため，乳頭癌と判断できない．
③ 核溝を認めるが，濾胞様構造がみられる．
④ 核内細胞質封入体を認めるが，硝子様の基質を伴っているため，硝子化索状腫瘍と鑑別が必要である．
⑤ 濾胞上皮細胞が乳頭状細胞集塊で出現しているが，乳頭癌の核所見に乏しい．
⑥ 核異型を伴う濾胞上皮細胞を認めるが，多数のリンパ球を伴っている．

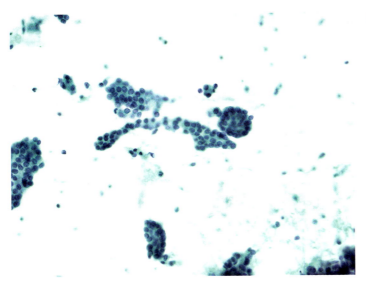

図1 悪性の疑い,乳頭癌(塗抹法)

細胞集塊が乳頭状とも濾胞構造ともとれる集塊で出現している.乳頭癌と濾胞性腫瘍の鑑別が困難であった.

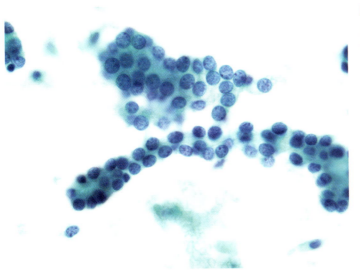

図2 悪性の疑い,乳頭癌(塗抹法)

図1の拡大.核内細胞質封入体や核溝は確認できなかった.核のオーバーラップ,すりガラス様核ではあるが,乳頭癌の判定は困難であった.また小濾胞構造ともとれる細胞配列がみられ,濾胞性腫瘍との鑑別も困難である.

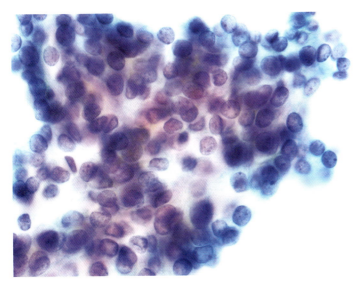

図3 悪性の疑い,乳頭癌(塗抹法)

腫瘍細胞が濾胞構造ともとれる細胞配列を示している.核はすりガラス様で核のオーバーラップがあるため乳頭癌を疑うが,核内細胞質封入体や核溝は確認できない.

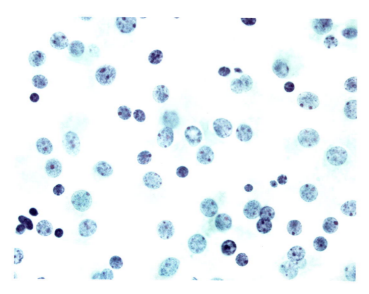

図4 悪性の疑い，髄様癌（塗抹法）
核内細胞質封入体様の核内構造がみられる細胞がある．核は比較的均一で目立った異型はない．
泡沫状の細胞質が髄様癌を疑う所見ではあるが，アミロイドは確認できない．

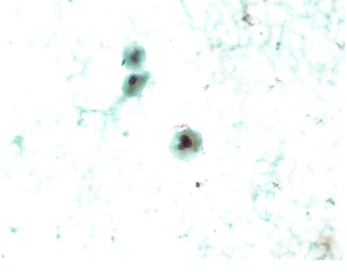

図5 悪性の疑い，異型腺腫（塗抹法）
顆粒状の細胞質を有する異型細胞を散在性に認める．腺腫様甲状腺腫，好酸性細胞型濾胞性腫瘍が鑑別にあがった．

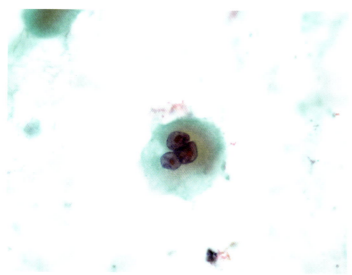

図6 悪性の疑い，異型腺腫（塗抹法）
図5の拡大．濃染核と核小体の目立つ細胞であり，悪性を疑うが，乳頭癌，髄様癌，濾胞性腫瘍とも異なる細胞所見で判定困難であった．

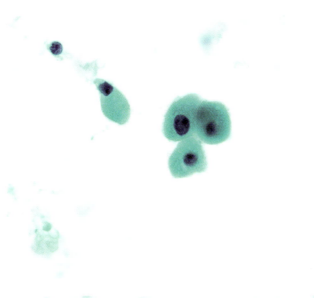

図7 悪性の疑い,濾胞癌(塗抹法)
顆粒状の細胞質を有する細胞が散在性に出現している.好酸性細胞型濾胞性腫瘍,腺腫様甲状腺腫を推定するが,判定困難である.

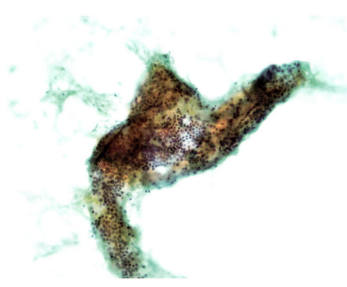

図8 悪性の疑い,腺腫様甲状腺腫(塗抹法)
線維性間質を伴う大型細胞集塊がみられる.濾胞上皮が小濾胞構造を示す細胞集塊でみられる.
弱拡大では乳頭癌と鑑別が必要と思われた.

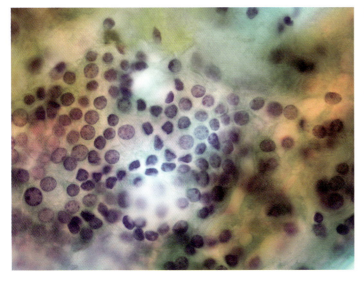

図9 悪性の疑い,腺腫様甲状腺腫(塗抹法)
図8の強拡大.核内細胞質封入体,核溝,すりガラス様核,核のオーバーラップなどの乳頭癌の所見はみられない.

6 悪性の疑い

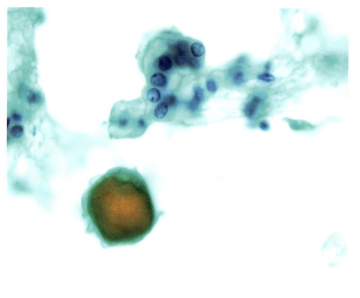

図 10　悪性の疑い，腺腫様甲状腺腫（塗抹法）

コロイド様物質を伴い，すりガラス様核ともとれる細胞が濾胞様の細胞配列を示している．乳頭癌と濾胞性腫瘍が鑑別にあがった．

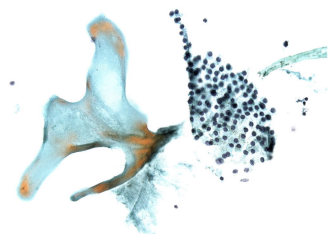

図 11　悪性の疑い，腺腫様甲状腺腫（液状処理法）

コロイドとともに濾胞上皮細胞のシート状集塊を認める．

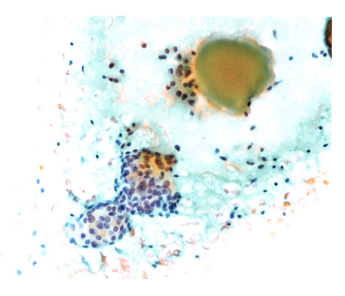

図 12　悪性の疑い，橋本病（塗抹法）

コロイド様物質を伴い濾胞上皮細胞が乳頭状細胞集塊で出現している．リンパ球もみられる．

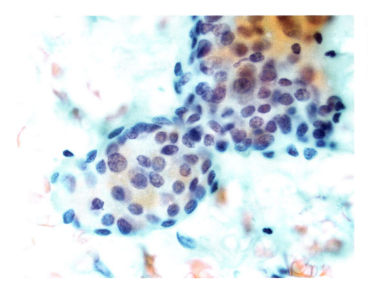

図 13 悪性の疑い，橋本病（塗抹法）
図12の拡大．濾胞上皮細胞の核に核溝，核内細胞質封入像様の構造がみられる

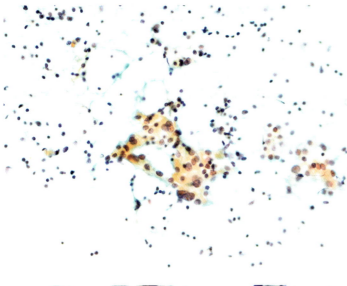

図 14 悪性の疑い，橋本病（塗抹法）
リンパ球とともに，濾胞上皮細胞が大小の細胞集塊で出現している．濾胞上皮細胞の核には大小不同が目立つ．

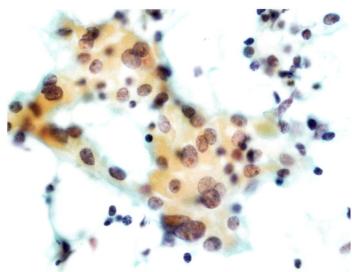

図 15 悪性の疑い，橋本病（塗抹法）
図14の強拡大．濾胞上皮細胞の細胞質は顆粒状であり，好酸性細胞型乳頭癌，好酸性細胞型濾胞性腫瘍と鑑別が必要である．核には大小不同が目立ち，クロマチンも濃染している．

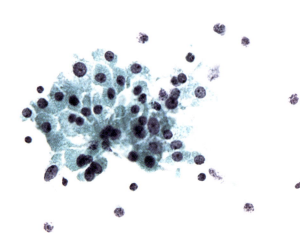

図 16　悪性の疑い，橋本病（液状処理法）
背景にリンパ球を認める．濾胞上皮細胞の細胞質は顆粒状である．

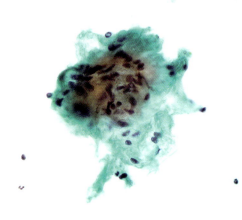

図 17　悪性の疑い，硝子化索状腫瘍（塗抹法）
硝子化した基質を伴腫瘍細胞が索状に配列する．

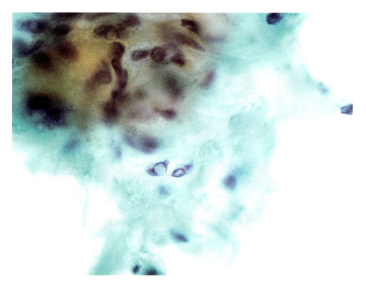

図 18　悪性の疑い，硝子化索状腫瘍（塗抹法）
腫瘍細胞の核には核内細胞質封入体がみられ，乳頭癌と鑑別が必要である．

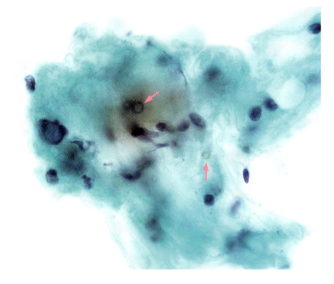

図 19　悪性の疑い，硝子化索状腫瘍（塗抹法）

核内細胞質封入体がみられる．硝子様基質内には硝子化索状腺腫で特徴とされる yellow body（矢印）もみられる．

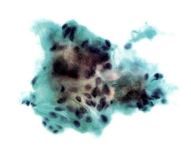

図 20　悪性の疑い，硝子化索状腫瘍（塗抹法）

濃染核が目立つ例である．

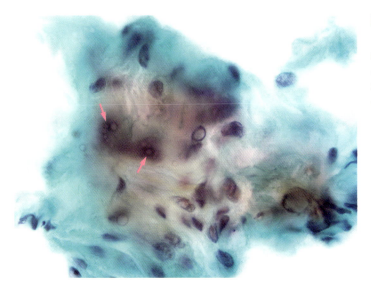

図 21　悪性の疑い，硝子化索状腫瘍（塗抹法）

核内細胞質封入体とともに，腫瘍細胞の索状配列，yellow body（矢印）もみられる．硝子化索状腫瘍として典型例ともいえる細胞像．

6　悪性の疑い　　117

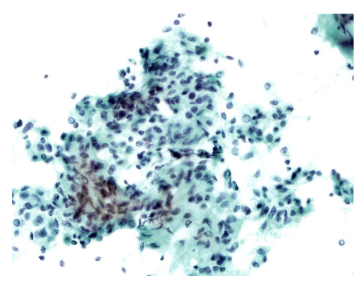

図22 悪性の疑い，硝子化索状腫瘍（塗抹法）

硝子化基質はみられるが，富細胞性で悪性を推定したくなる．

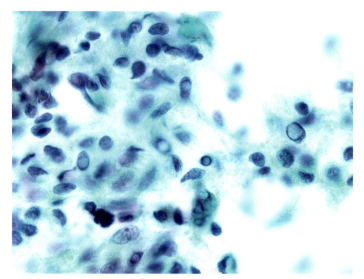

図23 悪性の疑い，硝子化索状腫瘍（塗抹法）

核内細胞質封入体を有する細胞が多数みられる．乳頭癌との鑑別が困難である．

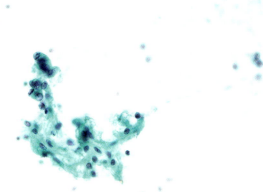

図24 悪性の疑い，低分化癌（塗抹法）

硝子化した基質を伴い腫瘍細胞が小集塊で出現している．基質の様子から硝子化索状腫瘍を推定．

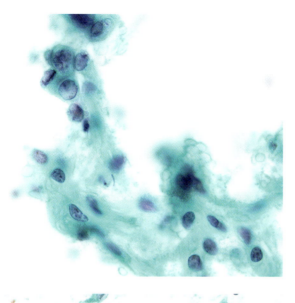

図 25 悪性の疑い，低分化癌（塗抹法）

図 24 の拡大．硝子様基質とともに腫瘍細胞がまばらに出現している．核には核溝がみられる．硝子化索状腫瘍と乳頭癌の鑑別に苦慮した．

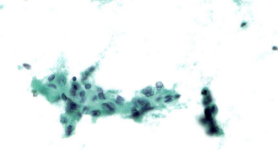

図 26 悪性の疑い，低分化癌（塗抹法）

硝子様の基質を伴う集塊がみられる．

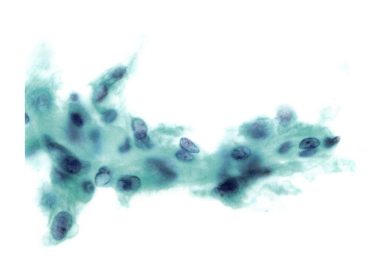

図 27 悪性の疑い，低分化癌（塗抹法）

図 26 の拡大．硝子様基質と核内細胞質封入体を有する細胞がみられる．この例も乳頭癌，硝子化索状腫瘍と鑑別が難しい．

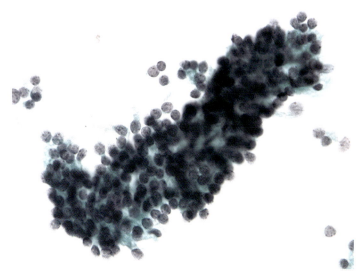

図 28 悪性の疑い．低分化癌（液状処理法）
濾胞上皮細胞が円柱状の集塊で出現している．核には目立った異型はない．

7 悪性　Malignant

a　乳頭癌　Papillary carcinoma

　乳頭癌は濾胞上皮由来の悪性腫瘍であり，本邦における甲状腺悪性腫瘍割合の90％を超える．男女比は1：6で女性に多く，好発年齢は30〜60代であるが各年齢層に認められる．一般に自覚症状は乏しく健康診断などで発見され，精査で細胞診を施行する場合が多い．

　細胞診においては，下記に記す腫瘍細胞の特徴的な所見から極めて高い診断率が得られる．通常型以外に多くの亜型が「甲状腺癌取扱い規約」などに記されているが，いずれも乳頭癌の特徴的な所見を有している．細胞診における特徴は，

　①すりガラス状核 ground glass nuclei
　②核内細胞質封入体 intranuclear cytoplasmic inclusion body
　③核の溝 nuclear groove
　④核重畳 overlapping nuclei

とされている．他に，砂粒体 psammoma body や扁平上皮化生 squamous metaplasia がみられることもある．細胞集塊の乳頭状構造は診断には必ずしも必要ではなく，核所見が重視される．

(1)通常型　Papillary carcinoma, common type（classical type）

所見

① 線維性間質結合織が細い束となって茎状とする乳頭状構造の細胞集塊がみられる（図1, 2）．
② 強拡大では間質成分に不規則重積を伴って付着する腫瘍細胞集塊もみられる（図3）．
③ 乳頭状集塊からほつれ剥がれてきた腫瘍細胞は，間質を有さないシート状集塊としてみられる場合が多い．
④ 一見，1層にみられるが強拡大にすると，集塊内に不整な核間距離と核重畳や腺腔の形成（図4），核内細胞質封入体，核の溝といった所見が認められる．
⑤ 核クロマチンは微細顆粒状で均一な透明感のある染色性であり，HE標本ではすりガラス状核と表現され，小さな核小体が認められる（図5）．

　近年は甲状腺穿刺の検体処理に，液状処理法を用いて標本作製する施設も多くなっている．甲状腺穿刺の場合は血液混入や嚢胞液混入が多いことから，直接塗抹のみでは検体不適正率は減少できないが，穿刺部位が小さな腫瘍部などの場合も含め液状処理は適正標本作製に有効と考える．

　図6, 7は同症例の液状処理標本と塗抹標本の対比である．液状処理法ではメーカーごとに細胞像に相違があるが，共通点として乳頭癌は核所見の核不整や核小体が強調されることが多い．クロマチン像は液状処理標本が顆粒状で粗く，微細ではなくなる（図6）．一方，塗抹標本はクロマチンが繊細に見える（図7）．

　図8は嚢胞形成を伴った乳頭癌の液状処理標本像である．泡沫細胞を背景にボール状に結合した細胞集塊がみられ，核密度が高く不整な重積があり細胞質は厚みがある．

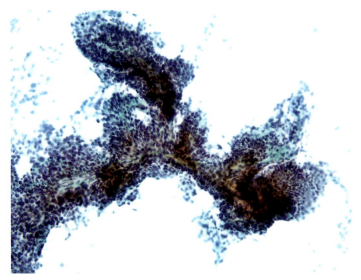

図1 通常型乳頭癌(塗抹法)

分岐のある大型の乳頭状細胞集塊がみられる.

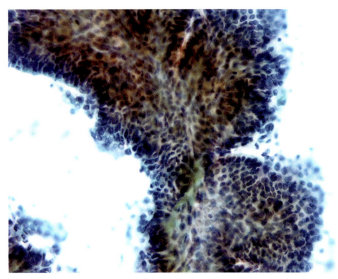

図2 通常型乳頭癌(塗抹法)

線維性間質結合織を茎とする像が細胞集塊内に確認できる.

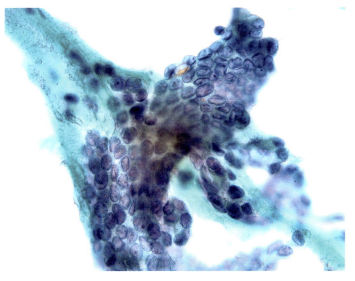

図3 通常型乳頭癌(塗抹法)

線維性間質結合織の周囲に付着する核形不整と核密度の高い腫瘍細胞がみられる.

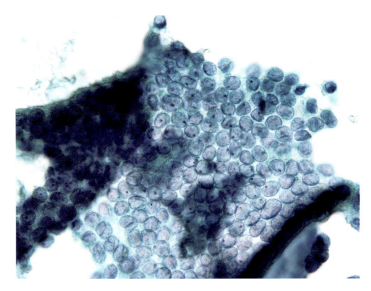

図4 通常型乳頭癌(塗抹法)

腫瘍細胞は乳頭状集塊からほつれ剝がれてきた場合は,間質を有さないシート状集塊としてみられる場合が多い.部分的に管腔形成部分などが不規則重積を呈する.

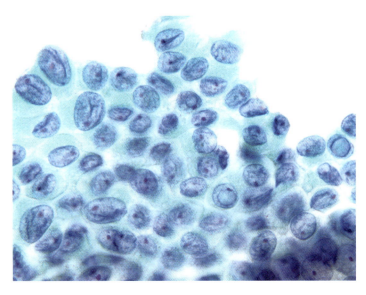

図5 通常型乳頭癌(塗抹法)

核内細胞質封入体,核の溝といった所見が認められる.核クロマチンは微細顆粒状で均一,小さな核小体が認められる.

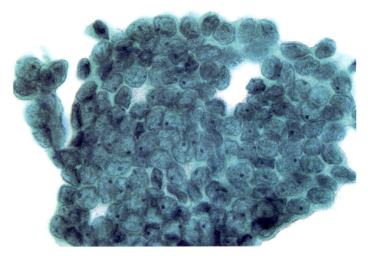

図6 通常型乳頭癌(液状処理法)

液状処理標本はメーカーごとに固定液成分が違うために核の染色性にも違いが現れ,核はやや濃染傾向を示すことが多い.細胞の重積性が著明である.

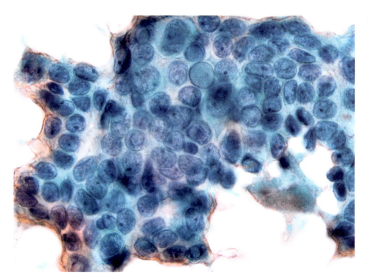

図 7　通常型乳頭癌（塗抹法）
図 6 と同一症例．塗抹法のほうが液状処理法に比べクロマチン像は繊細にみえる．

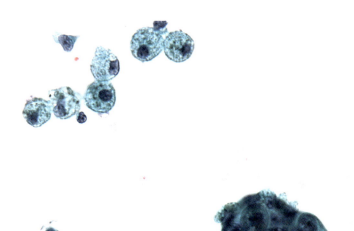

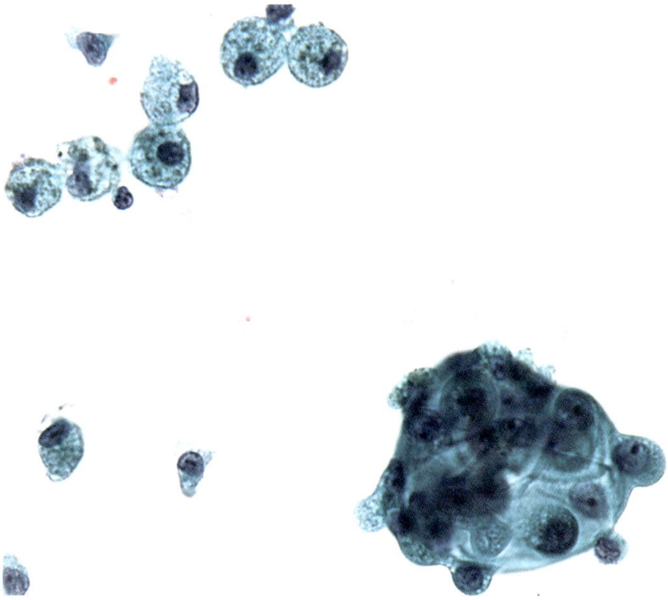

図 8　通常型乳頭癌（液状処理法）
液状処理標本は塗抹法より背景の消失があるが，本症例の囊胞形成がある乳頭癌では背景にも泡沫細胞が確認できる．腫瘍細胞は球状（右下の細胞集塊）に認められた．

(2) 濾胞型乳頭癌　Papillary carcinoma, follicular variant

濾胞型乳頭癌は，病理組織学的に乳頭状構造を欠き，濾胞状構造のみからなる乳頭癌で，核所見は通常の乳頭癌と同様の所見を有する．組織を構成する濾胞の大きさは症例ごとに異なるので，細胞像においても濾胞構造の出現傾向が異なる．

> **所見**
> ① 濾胞構造が小濾胞構造で密な増生を示す組織から採取した場合，小濾胞の重積した細胞集塊が採取される(図9)．
> ② 濾胞構造を有することから濾胞性腫瘍との鑑別に困難を伴うことも多いが(図10)，微細顆粒状クロマチンや核の溝，核内細胞質封入体といった所見から総合的に判断する(図11)．
> ③ 細胞密度が高くなく，核間に余裕のある濾胞構成の組織から採取された場合は，腫瘍細胞は散在性の出現傾向が強くなるので注意が必要である(図12)．
> ④ 重積性の弱い濾胞構造で出現しているが，核内細胞質封入体，微細な核クロマチン像が確認できる(図13, 14)．

濾胞型乳頭癌のスクリーニングで最も注意を要するのは，核異型は目立たないが，核が腫大し微細顆粒状のクロマチンが増量している腫瘍細胞が少量みられる場合である．通常の良性上皮細胞よりも核腫大がある濾胞上皮細胞を認めた場合は，強拡大で核不整とクロマチン像の観察を丁寧に行うことが大切である(図15, 16)．核内細胞封入体などの所見が得られれば，乳頭癌と診断しやすい(図17)．

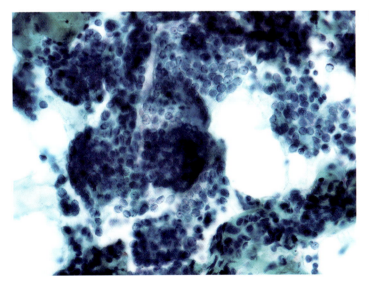

図9　濾胞型乳頭癌(塗抹法)
小型濾胞を形成した重積性の強い細胞集塊を認める．乳頭状集塊は認めない．

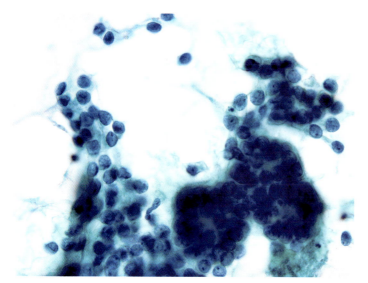

図 10　濾胞型乳頭癌（塗抹法）
集塊辺縁の重積の少ない部分などは核形不整やクロマチン像の乳頭癌特有の核所見を確認しやすい．

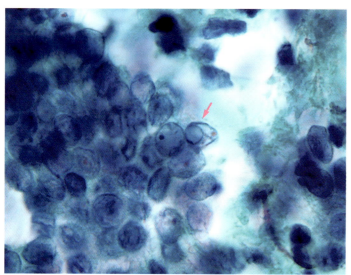

図 11　濾胞型乳頭癌（塗抹法）
不規則な核間距離と不整な重積を有する濾胞構造の核は微細なクロマチンを呈し．核の溝や核内細胞質封入体（矢印）の所見を認める

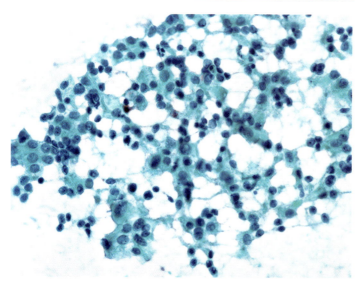

図 12　濾胞型乳頭癌（塗抹法）
小濾胞構造の病理組織像でない場合は，結合性の緩い細胞が採取されることが多く注意を要する．弱強拡大で核所見を丁寧に確認する必要がある．

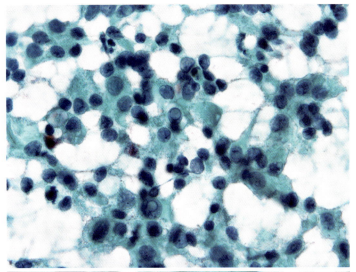

図 13　濾胞型乳頭癌（塗抹法）

重積性は弱いが，乳頭状構造やシート状集塊ではなく結合部分は不規則な核間距離と不整な重積からなる濾胞構造を有する．

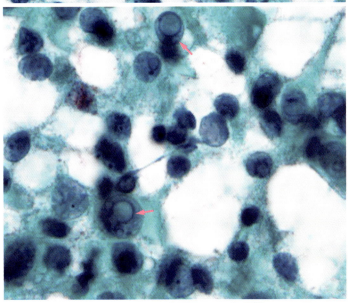

図 14　濾胞型乳頭癌（塗抹法）

図 13 の強拡大．微細なクロマチン像を呈し，核の溝や核内細胞質封入体（矢印）の所見を認める．

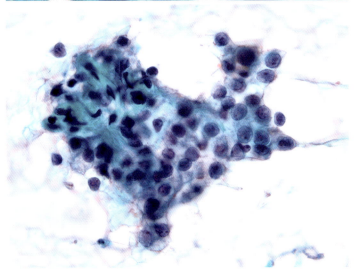

図 15　濾胞型乳頭癌（塗抹法）

細胞量が少なく採取される場合は，核の腫大と微細クロマチン像の有無を注意深く観察することが重要になる．

7　悪性　　127

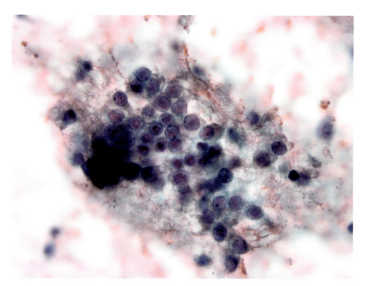

図16　濾胞型乳頭癌（塗抹法）

図15と同様のケースで細胞量が少なく，乳頭状集塊が得られていない．透明感のある核クロマチン像に注意をする必要がある．

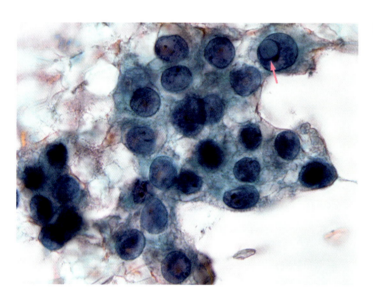

図17　濾胞型乳頭癌（塗抹法）

図15と同一症例．小集塊の一部に核内細胞質封入体（矢印）を認める．

(3) **大濾胞型乳頭癌**　Papillary carcinoma, macrofollicular variant
　病理組織像で大型濾胞を形成する内腔はコロイドを含むことから，背景にはコロイドが多く採取される場合が多い．

> **所見**
>
> ① 核間距離は余裕がありシート状から濾胞形成の細胞集塊が採取される．
> ② 弱拡大では腺腫様甲状腺腫との鑑別が困難であり，強拡大で核所見を判断する必要がある（図 18, 19）．
> ③ 強拡大にしていくと腺腫様甲状腺腫に比べ，核重畳といった不整重積や核間距離の不整が目立つ（図 20, 21）．
> ④ 強拡大では核形不整，核内細胞質封入体といった通常型の乳頭癌所見が得られる（図 22, 23）．

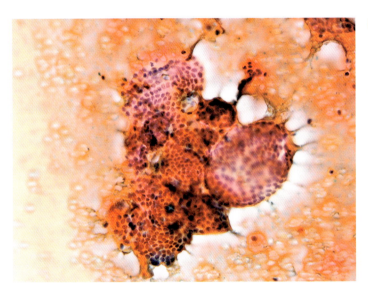

図 18　**大濾胞型乳頭癌（塗抹法）**
背景には多くのコロイドが採取され，核間距離に余裕のあるシート状部分とコロイドが充満した濾胞構造を有する細胞集塊がみられる．

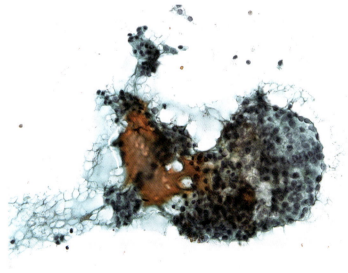

図 19　**大濾胞型乳頭癌（塗抹法）**
細胞集塊内にもコロイドを有する所見がみられる．

7　悪性　129

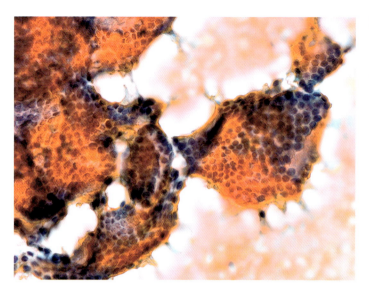

図20 大濾胞型乳頭癌(塗抹法)
大濾胞を形成することからシート状の部分も多くみられる細胞集塊が得られる．

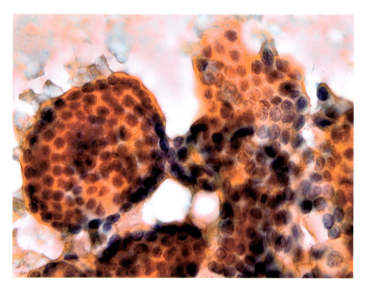

図21 大濾胞型乳頭癌(塗抹法)
核間に余裕がある部分もあるが，不規則な重積や微細なクロマチン像などの通常型乳頭癌の所見を有する部分もみられる．

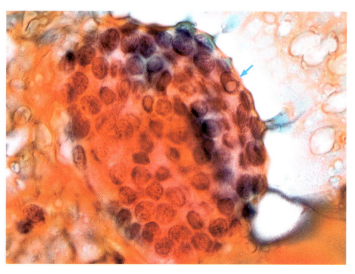

図22 大濾胞型乳頭癌(塗抹法)
大きな濾胞を有する細胞集塊は核不整や核内細胞質封入体(矢印)の所見が認められる．

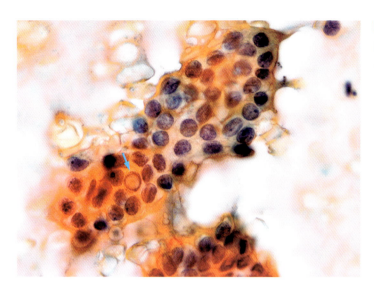

図23 大濾胞型乳頭癌（塗抹法）
微細な核クロマチン像や核内細胞質封入体所見（矢印）がみられる．

(4) 好酸性細胞型乳頭癌　　Papillary carcinoma, oxyphilic variant

　好酸性細胞型乳頭癌は，好酸性細胞の核所見が乳頭癌の特徴を有しており，病理組織像では腫瘍部の約8割以上が好酸性細胞で占められる必要があるとされている．

所見

① 通常の好酸性濾胞性腫瘍の出現傾向にも通じるが，結合性の強い乳頭状細胞集塊で得られることはあまりなく，結合性が緩く重積性の少ない出現がみられる(図24, 25)．
② 細胞質も多角形，多稜形を呈し好酸性顆粒を有する．この顆粒はミトコンドリアであることが報告されている．
③ 2核など多核所見を有し，核は偏在する．
④ 核クロマチンは微細で小さな核小体がみられる．
⑤ 核内細胞質封入体が認められる(図26, 27)．

　塗抹標本と液状処理標本の同一症例での比較では，結合性の緩さと核小体の所見は液状処理標本のほうが明瞭であった(図28, 29)．
　本症例の鑑別診断は好酸性濾胞性腫瘍と髄様癌があげられるが，核クロマチンは微細で，細胞質辺縁も明瞭であることから髄様癌は否定できる．

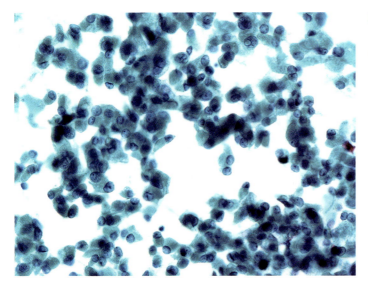

図24　好酸性細胞型乳頭癌(塗抹法)
結合性の強い細胞集塊ではなく散在性傾向が強い出現をとる．

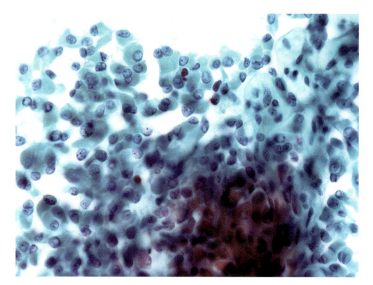

図 25　好酸性細胞型乳頭癌（塗抹法）
塗抹などの影響で重積性のある部分もあるが，平面的な出現を呈する．

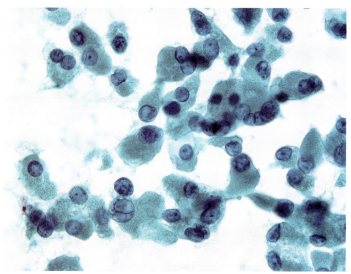

図 26　好酸性細胞型乳頭癌（塗抹法）
好酸性濾胞性腫瘍に比べ本亜型は核クロマチンが微細であり，核形不整が強い．また，核小体が通常型に比べると著明だが，好酸性濾胞性腫瘍に比べると小さい．

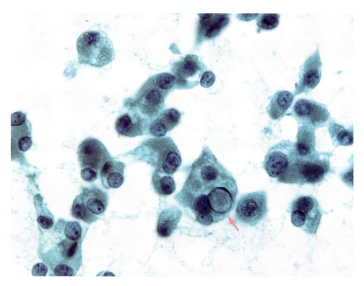

図 27　好酸性細胞型乳頭癌（塗抹法）
鑑別疾患として髄様癌があげられる細胞像であり，髄様癌の細胞質は境界不明瞭で背景に溶けていく像であるが，本症例は細胞境界が明瞭ではっきりしている点（矢印）や核所見型から好酸性乳頭癌を考える．

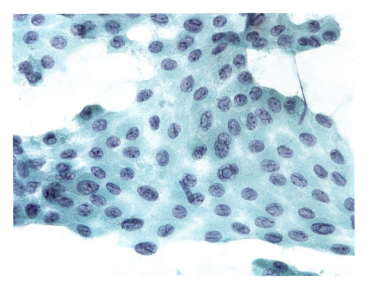

図 28 好酸性細胞型乳頭癌（塗抹法）
好酸性の広い細胞質を有する平面的集塊で出現している．クロマチンは微細で核の溝，核内細胞質封入体所見を有する．

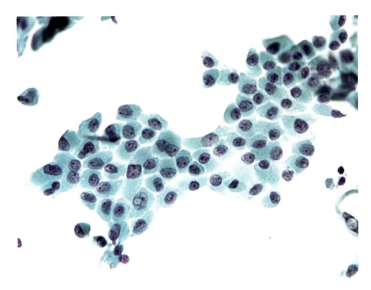

図 29 好酸性細胞型乳頭癌（液状処理法）
細胞間が緩い結合性でみられる．核所見では核小体が塗抹法に比べ明瞭である．

(5) びまん性硬化型乳頭癌　Papillary carcinoma, diffuse sclerosing variant

　びまん性硬化型乳頭癌は，若年者を中心に発生する乳頭癌である．片葉もしくは両葉がびまん性に固く腫大する．

> **所見**

① 病理組織学的に癌細胞は拡張したリンパ管内に腫瘍塞栓を形成しながら浸潤し，間質にも多くのリンパ球浸潤や線維化が目立つことから細胞像では背景にリンパ球が多く出現する(図30)．
② このような腫瘍には砂粒体が多数認められ，砂粒体を取り囲むように腫瘍細胞が付着し，不規則重積性のある細胞集塊がみられる(図31)．
③ 周囲には，扁平上皮化生変化を示す細胞も多くみられる(図32～34)．
④ リンパ管内を進展増殖することから液体に浮遊した厚ぼったい細胞質所見が多く，球状の集塊も多くみられる．
⑤ 微細クロマチン像や核の溝などの乳頭癌の核所見を有する(図35)．

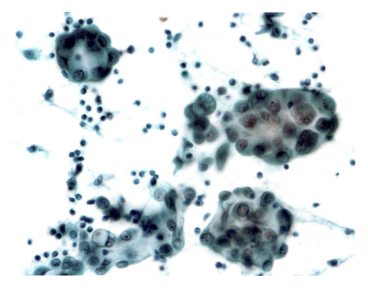

図30　びまん性硬化型乳頭癌(塗抹法)

多数のリンパ球を背景に球状や内部の透明な中空状集塊(ミラーボール様)が出現している．

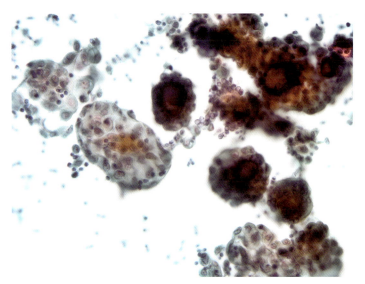

図31 びまん性硬化型乳頭癌（塗抹法）
砂粒体を取り囲むように腫瘍細胞が付着し，不規則重積性のある球状細胞集塊がみられる．

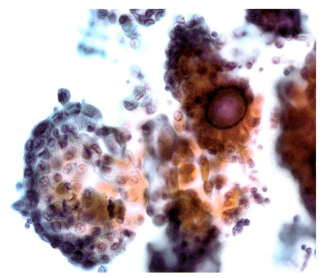

図32 びまん性硬化型乳頭癌（塗抹法）
同心円状の層状構造石灰化物（砂粒体）を取り囲むように核不整の強い腫瘍細胞がみられる．

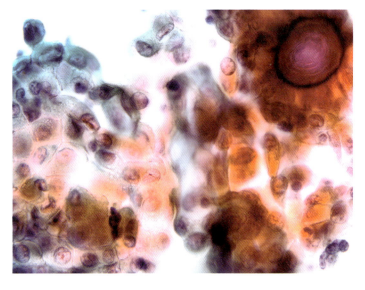

図33 びまん性硬化型乳頭癌（塗抹法）
図32の強拡大．砂粒体周囲には扁平上皮化生変化を示す細胞も多くみられる．

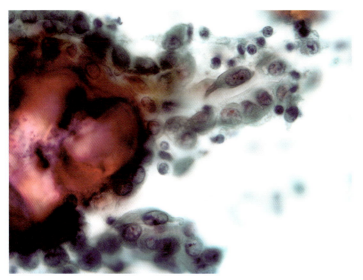

図 34 びまん性硬化型乳頭癌(塗抹法)

核腫大やクロマチンの増量のある上皮が出現するので，未分化癌などの所見との鑑別が必要な場合もあり注意を要する．

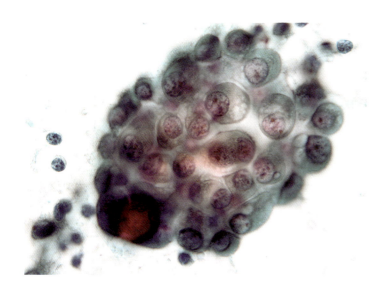

図 35 びまん性硬化型乳頭癌(塗抹法)

リンパ管内進展することから液状に浮遊するように細胞質は厚みが増す．また，胞体内に細胞質内小腺腔などの空胞所見が多く，微細クロマチン像や核の溝などの乳頭癌の核所見を有する．

(6) 高細胞型乳頭癌　Papillary carcinoma, tall cell variant

　高細胞型乳頭癌は，細胞の背の高さが幅の3倍以上のものと定義されている．比較的高年齢に発症し，乳頭癌の10%を占めるといわれる．

所見

① 乳頭状構造や索状構造を示すことが多く，濾胞構造では出現しにくい（図36）．
② 線維性間質成分を茎にして，高円柱状腫瘍細胞が柵状に配列した細胞集塊がみられる（図37）．
③ 線維性間質からほつれた場合，平面的集塊も採取される（図38）．
④ 強拡大では，通常の乳頭癌に比べ，クロマチンが濃染傾向になる（図39, 40）．
⑤ 柵状の細胞集塊が採取された場合などは，本腫瘍を念頭におく必要がある（図41）．

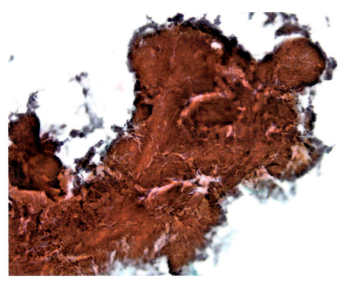

図36　高細胞型乳頭癌（塗抹法）
線維性間質成分を茎にして，乳頭状増殖を呈する大型の細胞集塊がみられる．

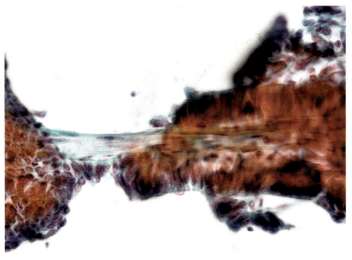

図37　高細胞型乳頭癌（塗抹法）
高円柱状腫瘍細胞が線維性間質成分を茎にして，柵状に配列した細胞集塊が特徴である．

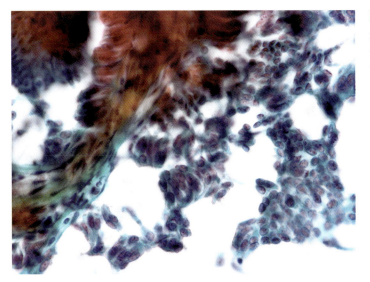

図38 高細胞型乳頭癌(塗抹法)
集塊からほつれた不規則重積のある部分は，不整な核重畳や核形など乳頭癌の核所見の特徴を有している．

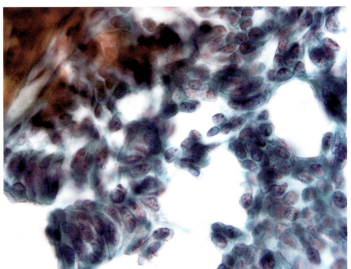

図39 高細胞型乳頭癌(塗抹法)
核の方向にもよるが，類円形核から紡錘形核が主体をなす．クロマチンは通常の乳頭癌に比べ濃染傾向がある．核内細胞質封入体は通常型よりもみつけにくい．

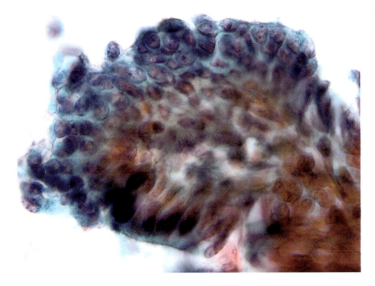

図40 高細胞型乳頭癌(塗抹法)
乳頭状集塊の突端部分であるが，高円柱状核の不整重積が確認できる．

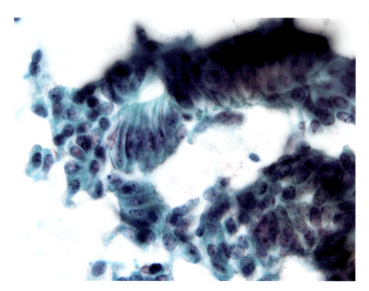

図 41　高細胞型乳頭癌（塗抹法）
核クロマチンに粗さのある高円柱状細胞が主体で，核小体が目立つ．柵状配列が特徴的細胞像である．

(7) 充実型乳頭癌　　Papillary carcinoma, solid variant

「甲状腺癌取扱い規約」第 7 版から定義された分類である．病理組織像では充実性，索状といった低分化所見が腫瘍の 50％ 以上を占め，核所見が乳頭癌の特徴を有する場合に診断される．

所見

① 充実性部分からの採取は細胞量が多く，重積性の強い集塊で得られる(図 42)．
② 集塊の周囲に結合性が緩くほつれた細胞がみられる(図 43)．
③ 集塊の索状構造が特徴的な集塊でみられる場合もある(図 44, 45)．
④ これらの症例は構造のみでは濾胞性腫瘍(低分化癌)との鑑別も難しい場合もある．
⑤ 強拡大にて核所見を丁寧に観察すると，核の溝，核内細胞質封入体といった所見が認められることから乳頭癌の診断がつく(図 46, 47)．
⑥ クロマチンが粗大になり核の大小が目立ってきている症例では，低分化癌とするかの判断が必要となる(図 48, 49)．
⑦ これらの細胞像に加え，核の多形性が高度な場合や，核分裂像，腫瘍壊死を伴う場合は，低分化癌とするよう定義されている．

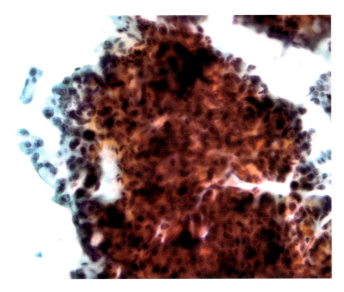

図 42　充実型乳頭癌(塗抹法)
非常に細胞量も多く重積性の強い細胞集塊がみられ，充実性，索状といった構造が集塊内に認められる．

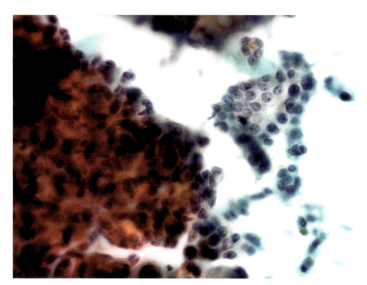

図 43　充実型乳頭癌（塗抹法）
集塊の周囲にはほつれた細胞が散在性，小集塊でみられる．

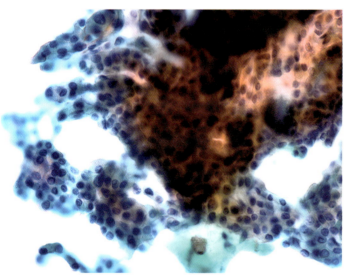

図 44　充実型乳頭癌（塗抹法）
索状構造が優位にみられる細胞集塊である．乳頭状集塊との相違点は線維性間質を集塊の軸としては認めない．

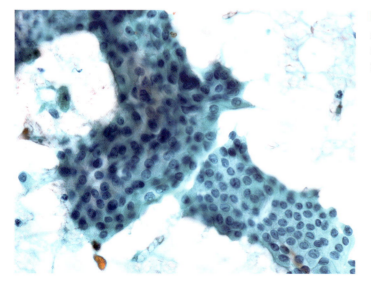

図 45　充実型乳頭癌（塗抹法）
核間距離には比較的余裕がある細胞集塊だが，構造としては太い索状配列の集塊を認める．

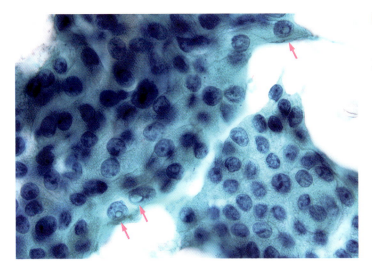

図 46　充実型乳頭癌（塗抹法）

図 45 の強拡大．核の溝，核内細胞質封入体（矢印）といった乳頭癌の核所見を有する．

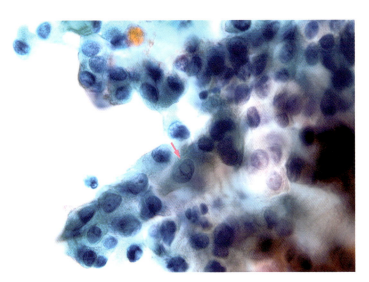

図 47　充実型乳頭癌（塗抹法）

図 44 の強拡大．索状構造の細胞集塊の核に核内細胞質封入体（矢印）を認める．クロマチンも微細で透明さを有している．

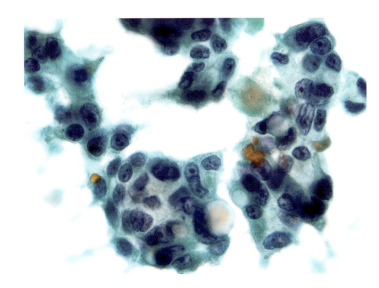

図 48　充実型乳頭癌（塗抹法）

核クロマチンは微細ではなく粗く増量し，核小体が腫大している．核の溝を有する異型細胞が多く，乳頭癌の低分化傾向を考える細胞像である．

7　悪性　143

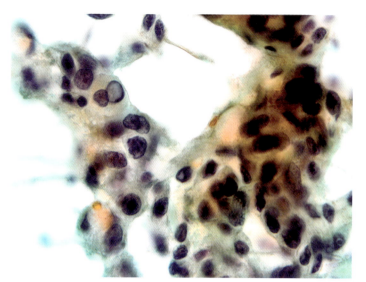

図49 充実型乳頭癌(塗抹法)
クロマチンが増量し,核形不整が著しく,核の大小不同が出現しているが,壊死や核分裂像は認めない.これらの所見は乳頭癌の範疇と考えられる.

(8) **篩型乳頭癌**　Papillary carcinoma, cribriform variant

　　家族性大腸ポリポーシスに合併し APC 遺伝子に変異を認めるものと，散発性発生のものがある．若年女性に好発する．病理組織像では乳頭状，濾胞状，索状，充実性など多彩な像が観察される．

> **所見**

① 濾胞状構造の内部にコロイドが欠如することが特徴とされる．
② 大きな細胞集塊でみられた場合，上記の所見が含まれた集塊でみられる（図 50, 51）．
③ 本腫瘍も高円柱状の腫瘍細胞が柵状に配列する像がみられる（図 52）．
④ 細胞集塊は典型的な乳頭状，濾胞状といった所見を有することは少ない（図 53）．
⑤ 扁平上皮細胞様の充実胞巣が細胞像でも散見され，核全体が淡明なビオチン含有核の認められる場合がある（図 54）．
⑥ 腫瘍細胞は類円形，短紡錘形，立方形などが混在しながら，核の溝や核内細胞質封入体といった乳頭癌所見を呈する（図 55, 56）．

液状処理した細胞像では集塊の構造がよく確認でき（図 57），塗抹法の細胞像はクロマチン像の粗さが確認できる（図 58）．

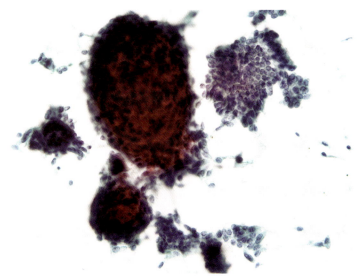

図 50　篩型乳頭癌（塗抹法）
大きな充実性細胞集塊が認められる場合もある．

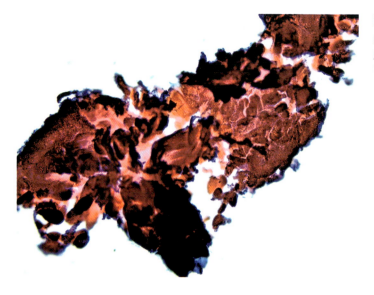

図51 篩型乳頭癌（塗抹法）
明確な乳頭状構造はとらず，索状，濾胞状，充実性などが混在し結合した像を呈する．

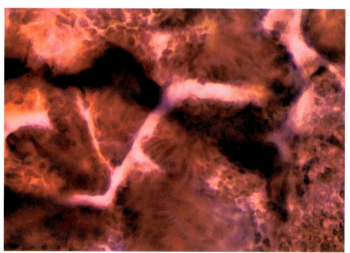

図52 篩型乳頭癌（塗抹法）
図51の強拡大．集塊内に高円柱状細胞の索状配列が確認できる．

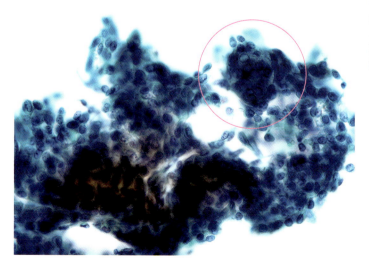

図53 篩型乳頭癌（塗抹法）
集塊の構造は典型的な乳頭状や濾胞状といった所見はとらないことが多い．扁平上皮様の充実性細胞巣moruleが散見される（赤丸枠内）．

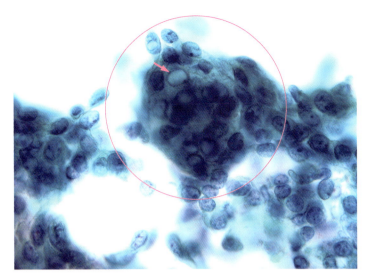

図 54 篩型乳頭癌(塗抹法)

図 53 の強拡大. 稀に扁平上皮細胞様の充実性胞巣(赤丸枠内)が細胞像でも確認され, 核全体が淡明なビオチン含有核(矢印)の認められる場合がある.

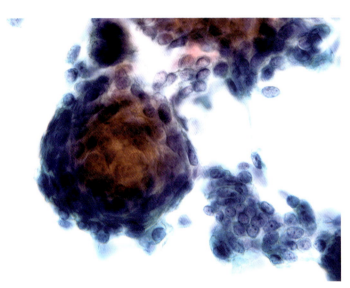

図 55 篩型乳頭癌(塗抹法)

扁平上皮様の充実性細胞巣 morules が散見される. 核クロマチンは通常型のものより粗い.

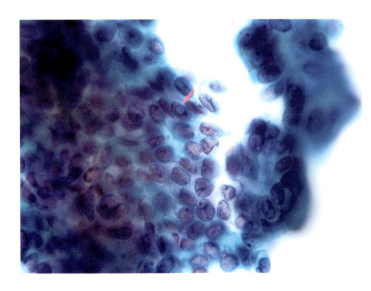

図 56 篩型乳頭癌(塗抹法)

腫瘍細胞は類円形, 短紡錘形, 立方形などが混在しながら, 核の溝や核内細胞質封入体(矢印)といった乳頭癌所見を呈する.

7 悪性 147

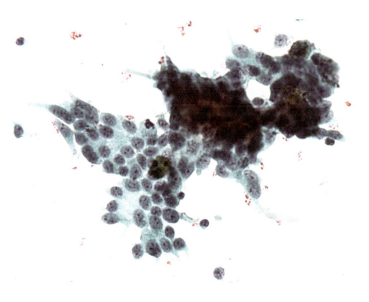

図 57 篩型乳頭癌（液状処理法）
類円形から紡錘形核の細胞が平面的から重積性にみられるが，乳頭状や濾胞状といった構造は不明瞭である．

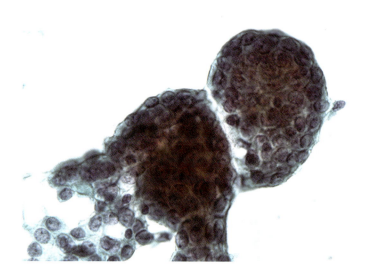

図 58 篩型乳頭癌（塗抹法）
図 57 と同一症例．扁平上皮様の充実性細胞巣がみられる．クロマチンは粗く，微細顆粒状ではない．

b 低分化癌　Poorly differentiated carcinoma

　生物学的態度および形態学的異型度が，予後良好な高分化癌（乳頭癌・濾胞癌）と極めて予後不良な未分化癌との中間に位置する甲状腺原発悪性上皮性腫瘍である．

　高分化癌と比べると，遠隔転移の頻度が高く，予後は不良である．浸潤性増殖を示し，被膜を有するものでは被膜浸潤，脈管浸潤あるいは甲状腺外への転移が必要である．

　組織学的には，組織構築として充実性 solid，島状 insular，索状 trabecular 増殖を示し，未分化癌にみられるような高度の細胞異型はない．低分化成分とともに高分化成分（乳頭状・濾胞状増殖巣）が混在する症例も少なくない．低分化成分と高分化成分が混在する場合，低分化成分が癌全体の過半数を占める場合に低分化癌とする．また，充実部が主体であっても，定型的な乳頭癌細胞で構成されるものは充実型乳頭癌に分類される．

　WHO 分類　第 4 版では，上記の組織構築に加えて，脳回状核，核分裂像，壊死のいずれかがみられることを条件に加えているが，この基準を満たす低分化癌は極めて稀である．

所見　（図 59〜72）

① 採取細胞量は非常に多い．

② 個々の細胞形態よりも細胞集塊に特徴がある．

③ 充実性増殖部から採取されると，結合性が乏しく，孤立散在性，あるいは，比較的平坦な，境界が不明瞭な重積性細胞集塊がみられる．

④ 島状増殖部から採取されると，ほつれの少ない立体的充実性集塊がみられる．

⑤ 索状増殖部から採取されると，集塊内部に畝の様な細長い細胞集塊の盛りあがりがみられる．

⑥ 小さい硝子様コロイドを複数含む大型細胞集塊（篩状パターン）がみられる．

⑦ 大型細胞集塊の辺縁に血管内皮細胞がみられることがある．

⑧ 高分化癌成分（乳頭癌，濾胞癌）が混在することがある．

⑨ 細胞の異型性は様々であるが，未分化癌ほど高度ではない．高分化癌と区別が困難な場合がある．

⑩ WHO 分類　第 4 版の低分化癌に相当する場合は，壊死，核分裂像，脳回状核がみられる．

⑪ 背景や細胞集塊内にリンパ球がみられる場合は，低分化癌よりも甲状腺内胸腺癌 intrathyroid thymic carcinoma（図 73，74）の可能性が高い．

⑫ 定型的な乳頭癌の核所見を有する細胞が充実性集塊を形成する場合は，充実型乳頭癌 papillary carcinoma, solid variant（図 75，76）である．

7　悪性　149

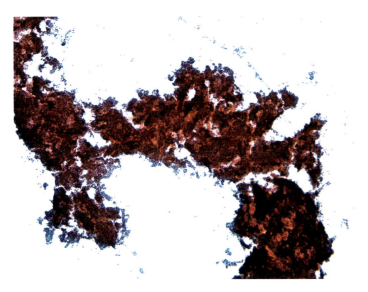

図 59　低分化癌（塗抹法）
採取細胞量が非常に多く，大型の細胞集塊で出現している．

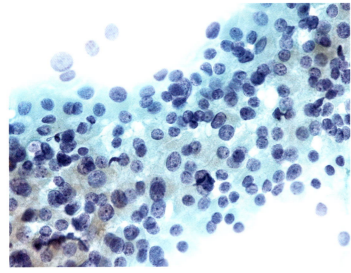

図 60　低分化癌（塗抹法）
平坦な，境界が不明瞭な重積性細胞集塊がみられる．細胞質は広く，顆粒状で，好酸性細胞型に相当する．

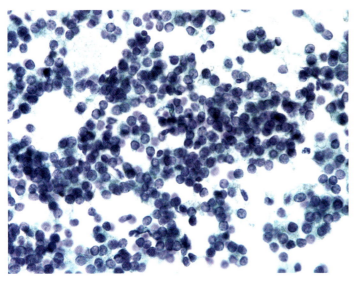

図 61　低分化癌（塗抹法）
出現細胞は結合性が乏しく，乳頭状配列や濾胞状配列はみられない．核は小型類円形で，細胞異型に乏しい．

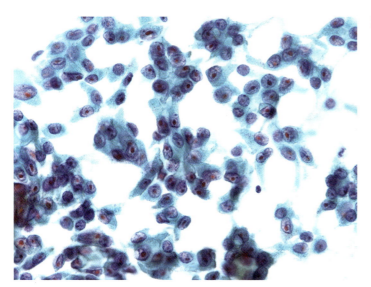

図 62　低分化癌（塗抹法）
出現細胞は結合性が乏しく，乳頭状配列や濾胞状配列はみられない．核異型や核小体が目立つ．

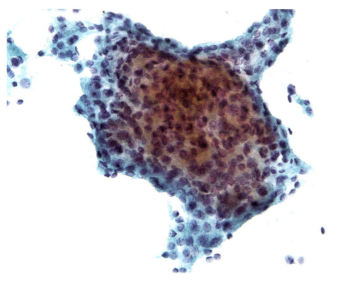

図 63　低分化癌（塗抹法）
充実性大型細胞集塊として出現している．島状増殖巣からの採取が推定される．

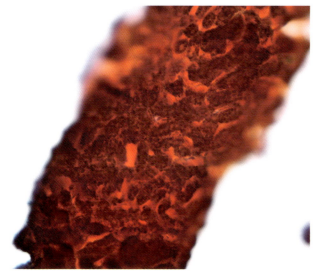

図 64　低分化癌（液状処理法）
索状配列を示す上皮性細胞が間質を伴い組織塊として出現している．

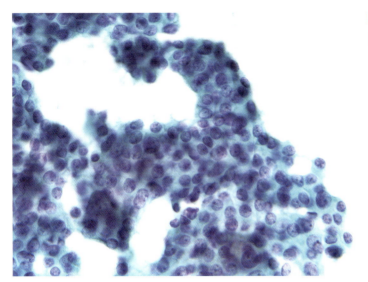

図 65　低分化癌（塗抹法）
幅の広い索状配列で出現している．

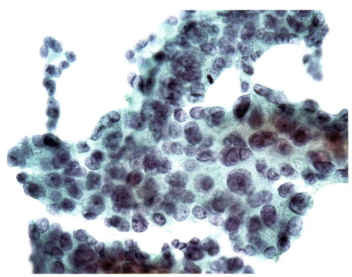

図 66　低分化癌（塗抹法）
索状配列を示す．核形不整が目立つ．

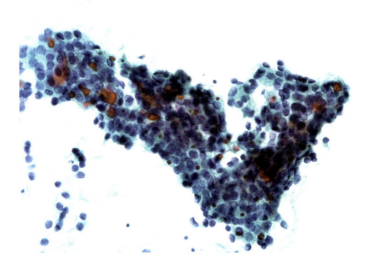

図 67　低分化癌（塗抹法）
硝子様コロイドを複数含む大型細胞集塊（篩状パターン）がみられる．

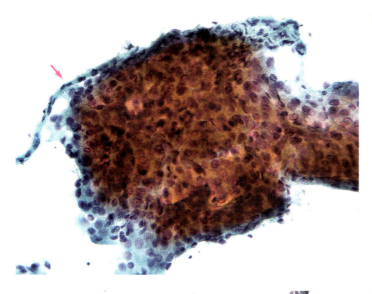

図 68 低分化癌（塗抹法）
大型細胞集塊の周囲に毛細血管（矢印）が観察される．

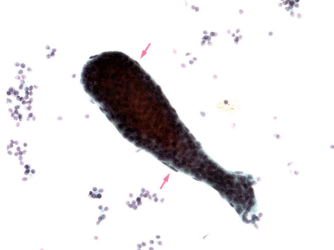

図 69 低分化癌（液状処理法）
立体的な大型細胞集塊がみられる．集塊の辺縁には血管内皮細胞（矢印）と思われる紡錘形核が観察される．

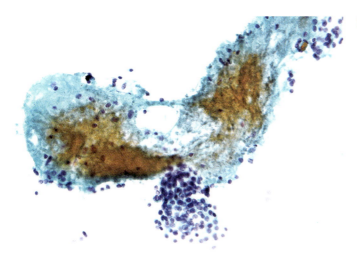

図 70 低分化癌（塗抹法）
背景に壊死物質がみられる．腫瘍細胞は小型で，核異型が乏しい．

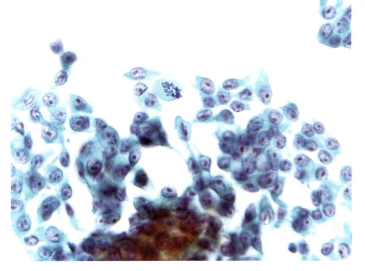

図 71　低分化癌（塗抹法）

核小体が目立つ異型細胞が，疎な結合性を示して出現している．核分裂像がみられる．

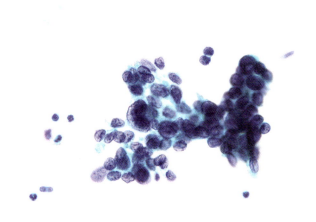

図 72　低分化癌（液状処理法）

異型細胞は裸核状で，立体的に塗抹されている．核形不整，核の溝が目立つ．脳回状核もみられる．

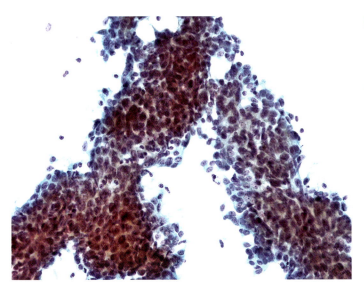

図 73　甲状腺内胸腺癌（塗抹法）

大型充実性集塊で出現している．背景および集塊内に少数のリンパ球がみられる．甲状腺内胸腺癌と甲状腺低分化癌との区別は難しい．

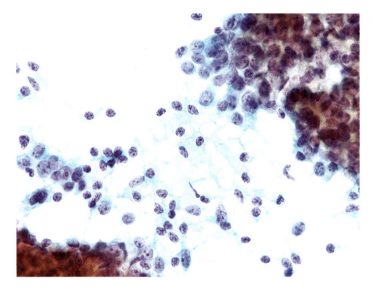

図74 甲状腺内胸腺癌（塗抹法）

異型細胞は立体的に集簇している．核小体が目立ち，N/C比が高い．背景にリンパ球がみられる．低分化癌と思われる細胞集塊とリンパ球がみられた場合，甲状腺内胸腺癌の可能性を考慮する．

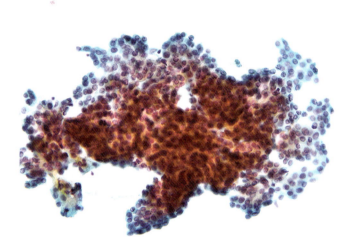

図75 充実型乳頭癌（塗抹法）

大型細胞集塊，索状集塊がみられ，配列パターンからは低分化癌が疑われる．

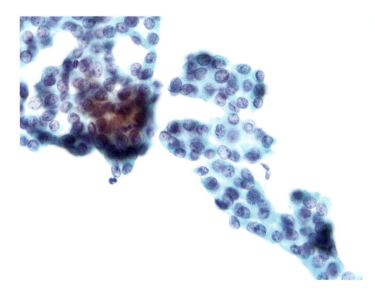

図76 充実型乳頭癌（塗抹法）

図75と同じ症例．腫瘍細胞が乳頭癌に典型的な核所見（核内細胞質封入体，すりガラス状核，核の溝）を有していることから，充実型乳頭癌と判定された．

c 未分化癌　Anaplastic (undifferentiated) carcinoma

大型で細胞異型の強い腫瘍細胞が出現するため悪性と判定することは容易である．

穿刺細胞診では多量の腫瘍細胞が採取されることが多いが，壊死物質や，炎症細胞が豊富な例や，線維化を伴う例で，細胞採取量が少ないこともある．腫瘍細胞の細胞形態は多彩で，多形，紡錘形，多辺形，類円形などがあり，またこれらの細胞形態を有する腫瘍細胞が混在する場合も多い．大型核小体がみられる例や，核分裂像を多数認める例もある．先行する乳頭癌成分の混在をみることも少なくはないが，濾胞癌は発生頻度が低く少ない．

未分化癌は転移性腫瘍や肉腫との鑑別が必要とされるが，転移性癌も肉腫も未分化癌よりは発生頻度が低く，未分化癌を第一に考慮すべきである．

所見　（図 77～107）

① 核異型の目立つ悪性細胞を認める．
② 壊死物質や炎症細胞を多数認める．
③ 悪性細胞に異常核分裂像を認める．

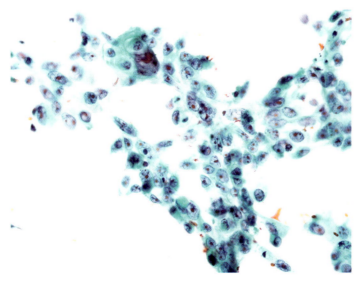

図 77　**未分化癌（塗抹法）**
癌細胞は紡錘形細胞を主体とするが，多形細胞の混在をみる．比較的背景はきれいである．

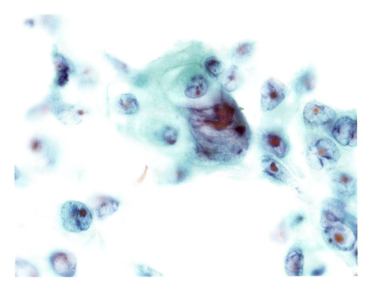

図78 未分化癌(塗抹法)
図77の拡大．腫瘍細胞の核クロマチンは繊細で一見淡染しているようにもみえる．核異型も立体的である．多形細胞には大型異型核小体もみられる．

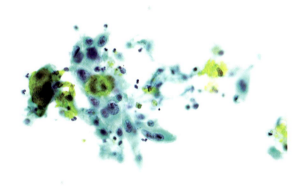

図79 未分化癌(塗抹法)
黄褐色にみえるものがヘモジデリンであり，泡沫細胞がヘモジデリンを貪食している．出血が起こり，血液が貯留していたことがうかがえる．

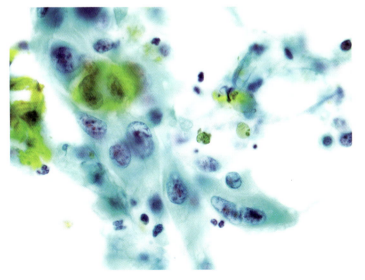

図80 未分化癌(塗抹法)
図79の拡大．大型紡錘形細胞を主体としている．核異型も目立ち，不整形の核小体もみられる．

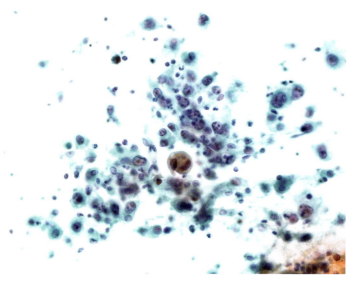

図 81 未分化癌(塗抹法)
好中球を主体とした炎症細胞を認める．炎症細胞が豊富な場合腫瘍細胞が少ないこともある．

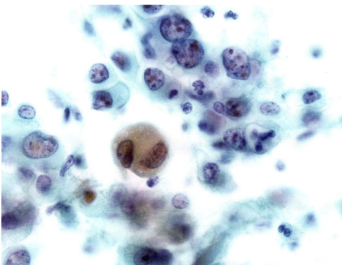

図 82 未分化癌(塗抹法)
図 81 の拡大．炎症細胞とともに，多辺形，類円形の腫瘍細胞を認める．また中心部にある腫瘍細胞は変性所見を伴っている．

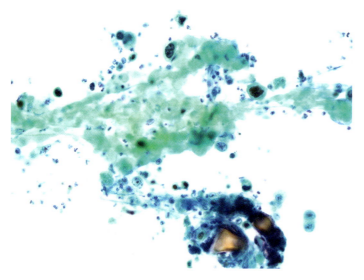

図 83 未分化癌(塗抹法)
腫瘍が線維化を伴う例では細胞採取量が少ないことがある．硝子化した線維と石灰物質を認める．

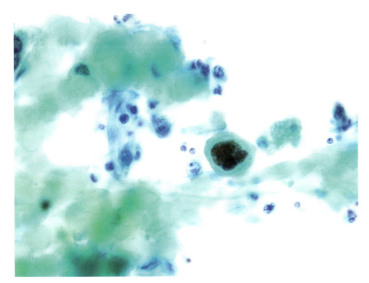

図84 未分化癌(塗抹法)
図83の拡大.硝子化した線維性間質間に腫瘍細胞を認める.腫瘍細胞の核は変性濃染核様である.また細胞質には同心円状の層状構造がみられ,扁平上皮癌様でもある.

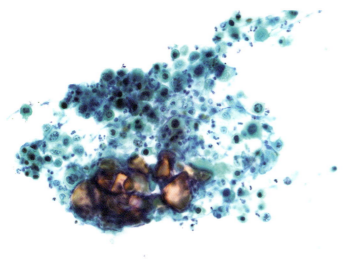

図85 未分化癌(塗抹法)
壊死および粗大な石灰物質を伴っている.

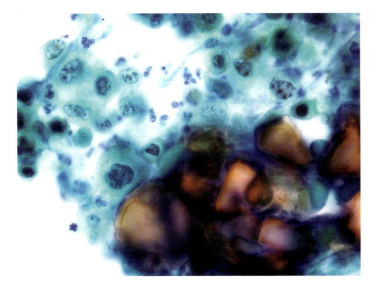

図86 未分化癌(塗抹法)
図85の拡大.乳頭癌が先行する未分化癌であり,石灰化物質は乳頭癌由来の可能性がある.

7 悪性 159

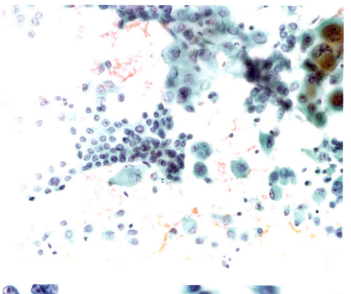

図 87 未分化癌（塗抹法）
比較的小型腫瘍細胞がシート状細胞集塊で出現し，大型腫瘍細胞が散在性に出現している．

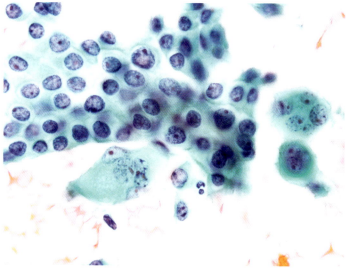

図 88 未分化癌（塗抹法）
図 87 の拡大．シート状に出現する腫瘍細胞の核には核溝や核内細胞質封入体を思わせるものがある．乳頭癌が先行した例である．

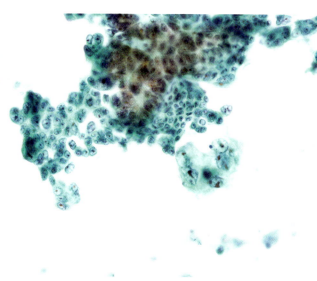

図 89 未分化癌（塗抹法）
乳頭癌が先行した未分化癌である．小型腫瘍細胞がシート状に出現している．

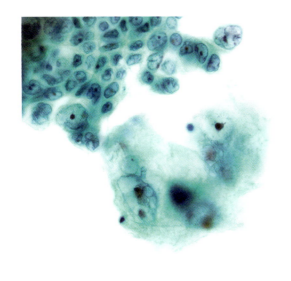

図 90　未分化癌（塗抹法）
図 89 の拡大．小型腫瘍細胞には核溝がみられる．大型腫瘍細胞は核異型が目立ち，未分化多形肉腫様でもある．

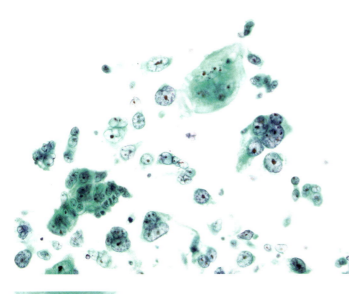

図 91　未分化癌（塗抹法）
多形細胞が目立つ例では未分化多形肉腫を彷彿させる異型の目立つ腫瘍細胞がみられる．

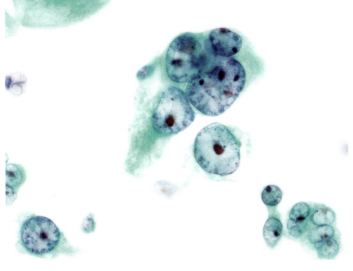

図 92　未分化癌（塗抹法）
未分化多形肉腫を思わせる細胞であるが，甲状腺の肉腫は非常に稀である．

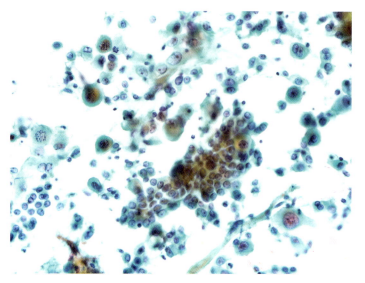

図93 未分化癌(塗抹法)
類円形細胞を主体とする例. 乳頭癌を思わせる小型腫瘍細胞もシート状細胞集塊でみられる.

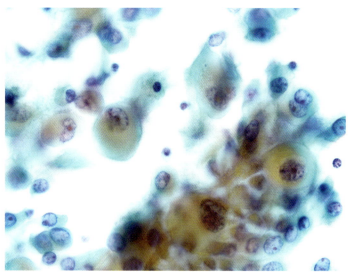

図94 未分化癌(塗抹法)
図93の拡大. 類円形細胞を主体とする例では, 未分化癌の細胞像としては細胞異型に乏しいようにもみえる.

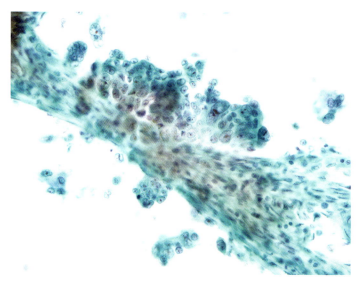

図95 未分化癌(塗抹法)
線維性間質を伴い, 腫瘍細胞が集塊で出現している.

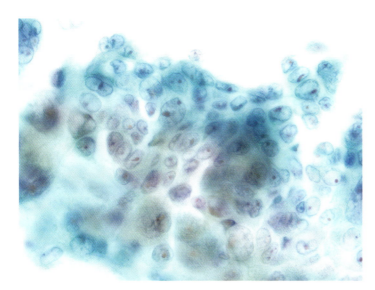

図 96　未分化癌（塗抹法）
図 95 の拡大．腫瘍細胞が上皮様の細胞集塊で出現し一見乳頭癌様でもあるが，核には立体的な異型が目立つ．

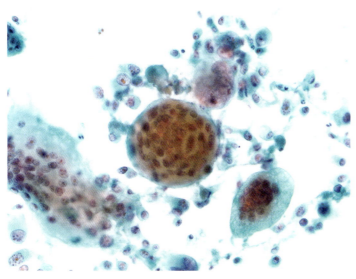

図 97　未分化癌（塗抹法）
多核巨細胞が目立つ例．

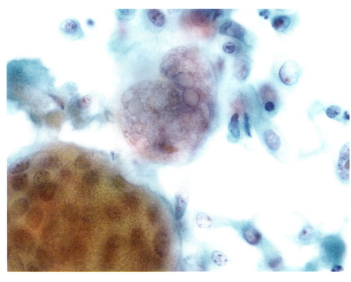

図 98　未分化癌（塗抹法）
多核巨細胞の核には核異型がみられず，組織球と思われる．巨大な腫瘍細胞がみられるが，核には変性空胞様の構造がみられる．

7　悪性

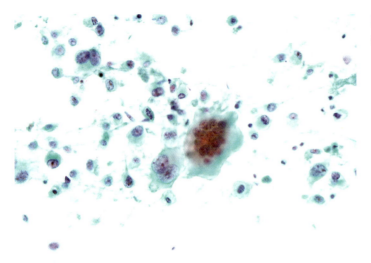

図99 未分化癌(塗抹法)

破骨細胞様の多核巨細胞が目立つ例.

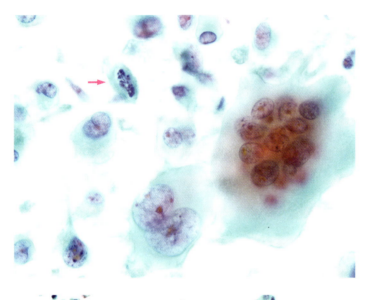

図100 未分化癌(塗抹法)

破骨細胞様の多核巨細胞が混在していた．大型腫瘍細胞と核分裂像を有する腫瘍細胞もみられる(矢印).

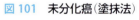

図101 未分化癌(塗抹法)

壊れた赤血球と泡沫細胞がみられる．囊胞ないし血腫を伴っている可能性がある.

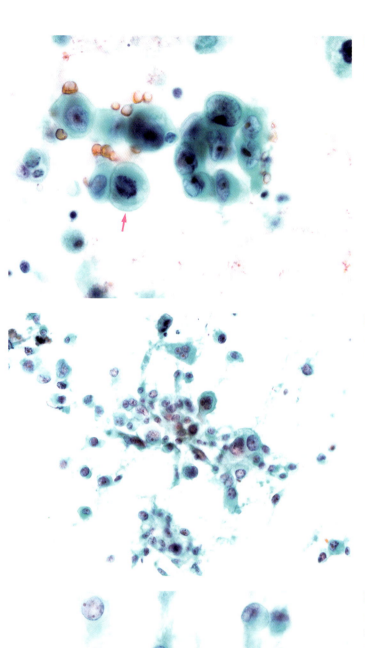

図102 未分化癌（塗抹法）
図101の拡大．類円形の腫瘍細胞を主体としている．腺癌にみえる部分もある．異常核分裂像を有する腫瘍細胞もみられる（矢印）．

図103 未分化癌（塗抹法）
腫瘍細胞は紡錘形，類円形，多核細胞が混在している．細胞所見は多彩である．

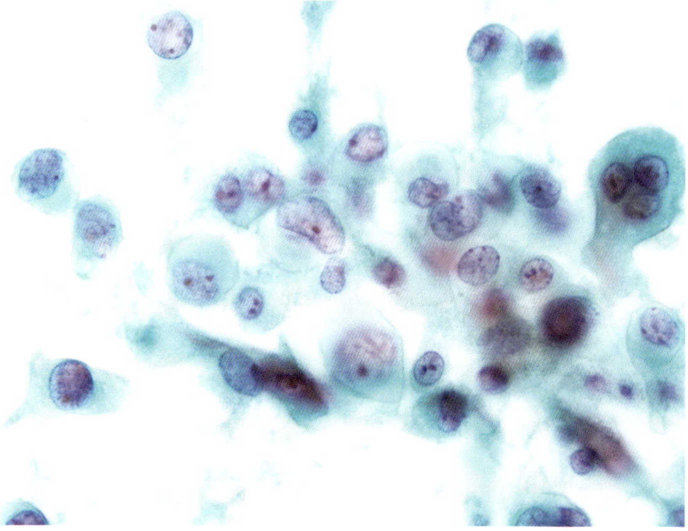

図104 未分化癌（塗抹法）
図103の拡大．核クロマチンは淡染し，核小体も目立たない．しかし腫瘍細胞間で，核の大小不同や，多核細胞がみられる．

7 悪性 165

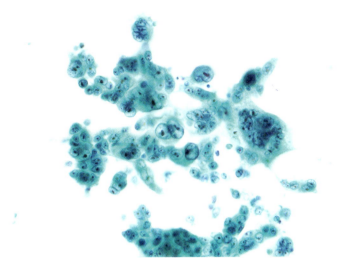

図 105 未分化癌（塗抹法）
様々な形態を示す腫瘍細胞が混在する．未分化癌としては典型的な細胞像ともいえる．

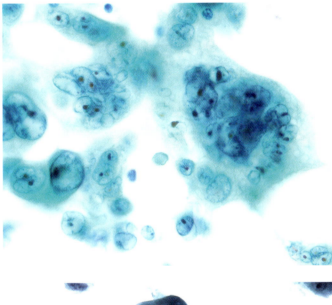

図 106 未分化癌（塗抹法）
図 105 の拡大．多核にみえる細胞の核は多核ではなく，脳回状の複雑な異型である．

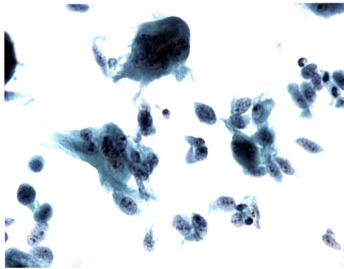

図 107 未分化癌（液状処理法）
細胞異型の目立つ悪性細胞が孤立散在性および小細胞集塊として出現している．破骨細胞様の多核細胞もみられる．

d 髄様癌　Medullary carcinoma

髄様癌とは，C 細胞への分化を示し，カルシトニン分泌を特色とする上皮性悪性腫瘍である．

甲状腺悪性腫瘍の 1〜3％を占め，遺伝性と散発性がある．遺伝性では多発，散発性では単発する傾向がある．髄様癌の 20〜30％には遺伝的背景があり，*RET* 遺伝子の機能獲得性点突然変異がみられる．常染色体優性遺伝を示す種類には，副腎褐色細胞腫や副甲状腺機能亢進症を伴う多発性内分泌腺腫症 multiple endocrine neoplasia（MEN）2A 型，副腎褐色細胞腫，粘膜神経腫，巨大結腸症，マルファン様体型を伴う MEN 2B 型，合併症のない家族性がある．一般的には遺伝性髄様癌の予後は非遺伝性より良好であるが，MEN 2B 型は悪性度が高く，予後不良とされている．

組織学的には充実性増殖を示し，稀に偽濾胞状，偽乳頭状，あるいは索状パターンなどを示す．腫瘍細胞の形状は多稜形・類円形・紡錘形など様々で，小細胞や巨細胞などを有するものもある．

生化学的には，血清カルシトニン値および CEA 値が高値を示す．

所見　（塗抹法）（図 108, 110, 112, 114〜130）

① 結合性が乏しく，明確な配列パターンを示さない．稀に偽濾胞状ないし偽腺管状にみえることがある．

② 細胞形は，類円形・紡錘形・形質細胞様など多彩である．

③ 細胞質の染色性は淡く，微細顆粒状を呈し，細胞境界は不明瞭である．稀にメラニン顆粒や粘液を有することがある．

④ 核は偏在性で，細胞質から飛び出しているようにみえる．一般的に核の異型や大小不同は乏しいが，多核（特に四核以上）・過染性巨大核・核内細胞質封入体などがみられることがある．

⑤ 核クロマチンは粗顆粒状（ごま塩状 salt & pepper chromatin）で，神経内分泌腫瘍に特徴的なクロマチンパターンを呈する．

⑥ 背景にアミロイド物質を認めることが特徴の 1 つだが，全例に出現するわけではない．アミロイドが腫瘍細胞に囲まれて，偽濾胞状パターンを示すことがある．

所見　（液状処理法）（図 109, 111, 113, 131）

① 基本的には，細胞形の保持が良好なため，細胞質が有尾状であることを認識しやすい．

② 紡錘形腫瘍細胞は，裸核状になりやすい．

③ アミロイドは液状処理法でも残存する．

④ 核小体は，塗抹法と比べて好酸性が目立ち，より明瞭に観察される．

所見 (特殊染色・免疫染色)

①**コンゴーレッド染色**(図132)：アミロイドを結合組織や濃縮したコロイドと区別するのに有用である．アミロイドは光学顕微鏡下で赤橙色を，偏光顕微鏡下でアップルグリーン色を呈する．

②**メイ・ギムザ染色**(図133)：髄様癌の細胞質には神経内分泌顆粒が含まれており，メイ・ギムザ染色で異染性を示すが，その頻度は他臓器の神経内分泌腫瘍に比べると非常に低い．

③**免疫染色**：髄様癌細胞はカルシトニン・CEA・クロモグラニン A・TTF-1 に陽性，PAX8 に陰性である．特にカルシトニン抗体は特異度が非常に高く，診断に有用である(図134)．

Memo　診断的アプローチ(下図)

髄様癌の術前診断には，必ずしも細胞診が必須ではない．侵襲が少なく，簡便に，確実に診断するために，以下の3通りのアプローチがある．

①家族歴や *RET* 遺伝子異常があり，髄様癌が強く疑われる場合：血清カルシトニン値が高値，カルシウム負荷試験陽性であれば，細胞診は不要である．

②血清 CEA 高値で，髄様癌の可能性がある場合：細胞診と同時に，針洗浄液を用いてカルシトニン値を測定する．

③細胞診標本を観察した時点で，髄様癌が疑われた場合：細胞材料を用いてカルシトニンの免疫染色を行う．不可能なら，血清カルシトニン値を測定する．

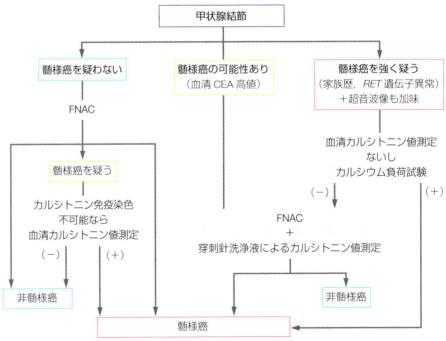

図　髄様癌の診断的アプローチ

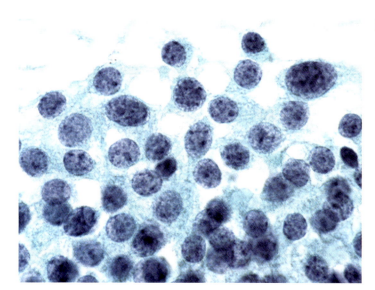

図108　髄様癌（塗抹法）

腫瘍細胞は類円形で，弱い結合性を有し，平面的に出現している．細胞境界は不明瞭である．核は比較的均一で，大小不同は乏しい．核クロマチンは，神経内分泌腫瘍に特徴的な粗顆粒状（ごま塩状）である．

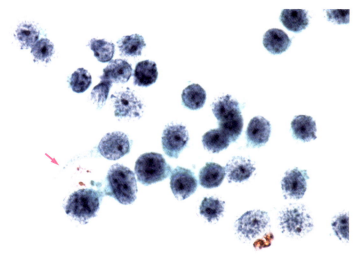

図109　髄様癌（液状処理法）

図108と同一症例．腫瘍細胞は孤立散在性に出現し，裸核状である．核は類円形で，ごま塩状クロマチンパターンを呈している．核小体は通常塗抹標本よりも明瞭である．細胞質はほとんどなく，リンパ球やリンパ腫細胞に類似しているが，有尾状細胞質（矢印）の存在が，髄様癌を示唆している．

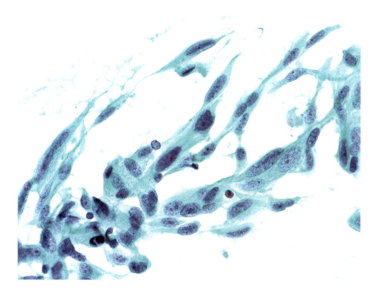

図110　髄様癌（塗抹法）

腫瘍細胞は紡錘形で，同じ方向に向いて配列する傾向があるが，未分化癌や肉腫に比べて異型性は弱く，弱い結合性を有する．核は紡錘形で，小さな核小体が観察される．本症例のように紡錘形細胞主体の髄様癌では，アミロイド物質がみられないことが多い．

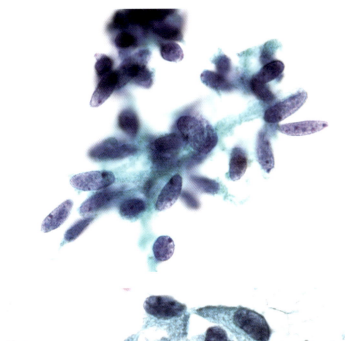

図 111　髄様癌（液状処理法）

図 110 と同一症例．腫瘍細胞は結合性の弱い集塊として出現している．細胞質は淡染性あるいは裸核状である．核は紡錘形で，核クロマチンは微細顆粒状である．

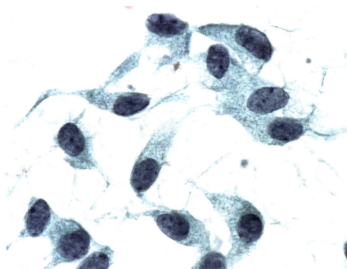

図 112　髄様癌（塗抹法）

腫瘍細胞の核は偏在し，細胞質はやや淡染性で，有尾状に伸びている．

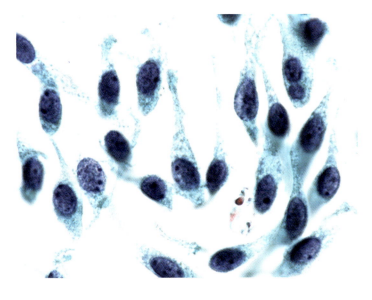

図 113　髄様癌（液状処理法）

図 112 と同一症例．腫瘍細胞は紡錘形で，細胞質は突起状に伸長している．

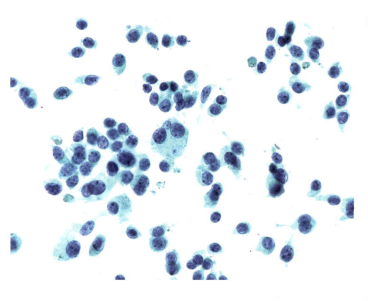

図 114　髄様癌（塗抹法）

腫瘍細胞は類円形〜楕円形で，偏在する類円形核を有し，孤立散在性に出現する傾向があり，形質細胞様である．

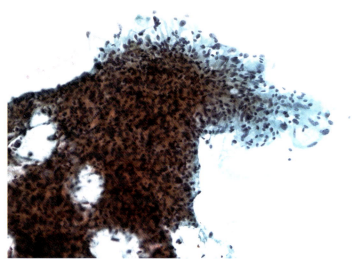

図 115　髄様癌（塗抹法）

腫瘍細胞は大型組織塊として出現し，内部には血管結合組織が存在している．大型細胞集塊として出現した場合は，低分化癌との鑑別を要する．

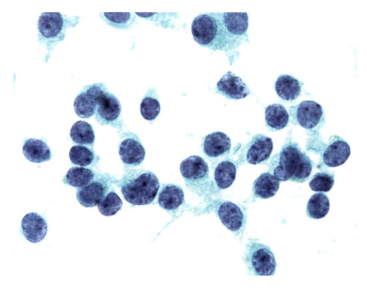

図 116　髄様癌（塗抹法）

腫瘍細胞は類円形で，結合性は乏しい．細胞質は淡染性で，細胞境界は不明瞭である．濾胞状配列を示しているが，塗抹標本上のアーチファクトで，真の濾胞ではない．

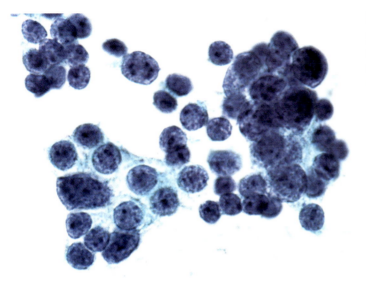

図117　髄様癌（塗抹法）

腫瘍細胞はシート状で，弱い結合性のある小集塊として出現している．濾胞様集塊も観察されるが，内部にコロイドはみられない．

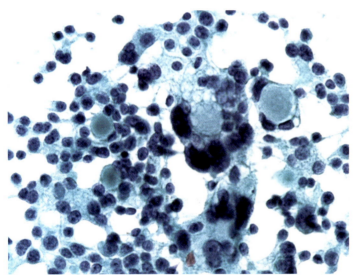

図118　髄様癌（塗抹法）

腫瘍細胞はライトグリーン好性の球形物質を取り囲むように配列している．一見，コロイドを含んだ濾胞状構造にみえるが，ライトグリーン好性物質はアミロイドである．

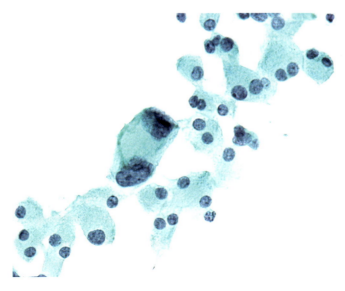

図119　髄様癌（塗抹法）

腫瘍細胞は多稜形で，細胞質は微細顆粒状である．核は偏在し，二核が目立つ．写真中央には，非常に巨大な核がみられる．

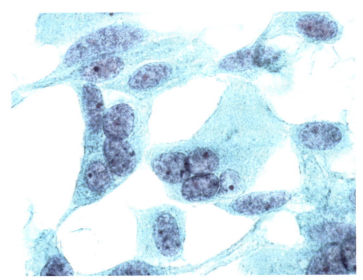

図120　髄様癌（塗抹法）
四核をもつ髄様癌細胞．腫瘍細胞は多辺形・紡錘形で，大型の多核(四核)がみられる．

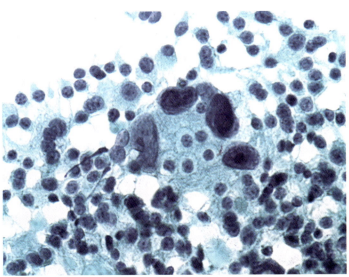

図121　髄様癌（塗抹法）
巨大な核を有する大型多核腫瘍細胞の細胞質には小さな腫瘍細胞が数個みられる（カニバリズム）．

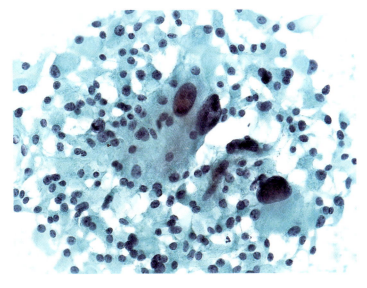

図122　髄様癌（塗抹法）
腫瘍細胞は類円形・多稜形・短紡錘形と多彩な形態を示している．結合性は乏しい．ほとんどの核は偏在性で，核が細胞質から飛び出しているようにみえる．写真の中央部には，過染性で巨大な核をもった大型細胞が認められるが，未分化癌細胞と異なり，核小体は目立たない．

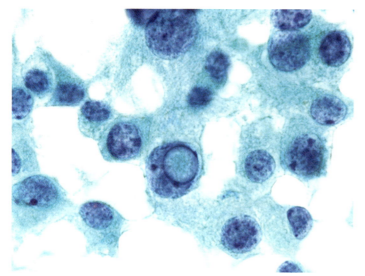

図 123　髄様癌（塗抹法）

腫瘍細胞は類円形から楕円形で，弱い結合性を有する．細胞質は部分的に微細顆粒状で，細胞境界は不明瞭である．写真の中央の腫瘍細胞には核内細胞質封入体が認められる．

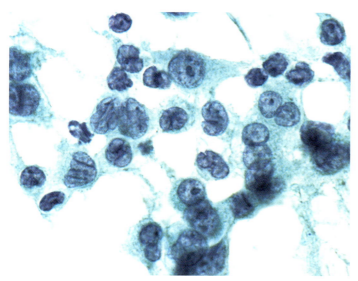

図 124　髄様癌（塗抹法）

腫瘍細胞は核膜の陥凹・核の溝・核形不整を有し，脳回状 convoluted である．乳頭癌との鑑別が難しい．

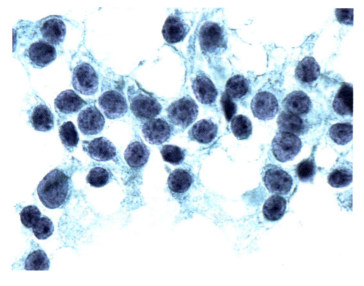

図 125　髄様癌（塗抹法）

腫瘍細胞の核クロマチンは，粗顆粒状と微細顆粒状とが混在し，ごま塩状クロマチンパターンを呈する．

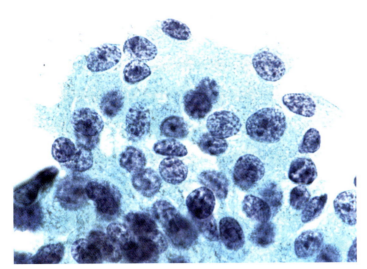

図126 髄様癌(塗抹法)
切除された結節から採取した髄様癌細胞の塗抹標本である．ごま塩状のクロマチンパターンが明瞭である．手術中，血流が長時間遮断されると，核内構造に変化をきたし，ごま塩状のクロマチンパターンがより強調されることになる．

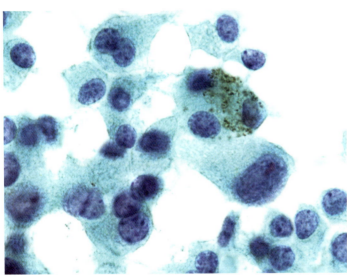

図127 髄様癌(塗抹法)
多稜形の腫瘍細胞が主体である．細胞質は顆粒状で，一部の細胞はメラニン顆粒を有している．

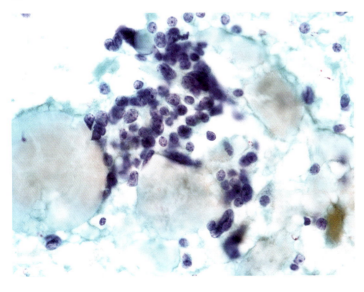

図128 髄様癌(塗抹法)
腫瘍細胞は小型，裸核状で，細胞質はほとんどみられない．背景には，ライトグリーン好性で，やや縁取りのある，無構造物(アミロイド)がみられる．辺縁の一部が角張っているのが特徴である．

7 悪性 175

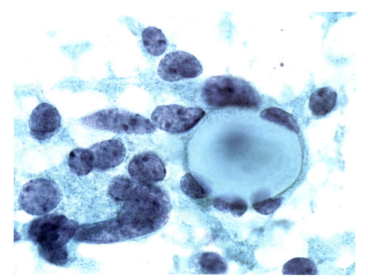

図129　髄様癌（塗抹法）

アミロイドの周囲を髄様癌細胞が取り囲んでいる．一見すると，濾胞状集塊のようである．

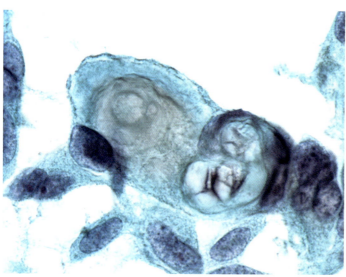

図130　髄様癌（塗抹法）

アミロイド内に同心円状模様や結晶様構造物が観察され，石灰化を伴っていると考えられる．乳頭癌に出現する砂粒体との鑑別は困難である．

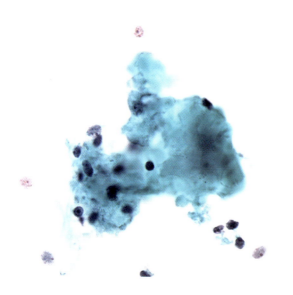

図131　髄様癌（液状処理法）

ライトグリーン好性のアミロイドと裸核状の腫瘍細胞がみられる．アミロイドの辺縁は不明瞭で，角張った辺縁は観察しにくい．内部構造も不鮮明で，蛋白溶解作用を有する固定液の影響を受けていると思われる．

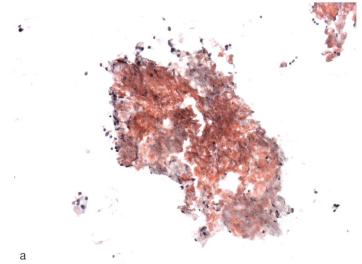

> **図132 髄様癌（通常塗抹法）**
> コンゴーレッド染色にて，アミロイドは赤橙色に染色される（a）．コンゴーレッド陽性部の一部が偏光顕微鏡下でアップルグリーン色に光る（b）．
> （a：コンゴーレッド染色，b：偏光顕微鏡下）

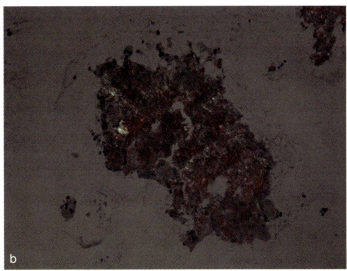

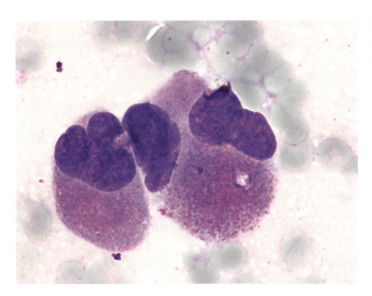

> **図133 髄様癌（塗抹法）**
> 髄様癌細胞の細胞質内に異染性顆粒がみられる（メイ・ギムザ染色）．

7 悪性 177

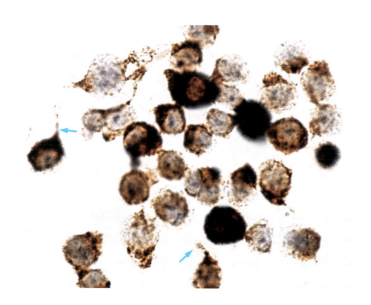

図 134　髄様癌（液状処理法）

腫瘍細胞の細胞質はカルシトニン抗体に強陽性である．免疫染色では，細胞突起が明瞭に観察される（矢印）（カルシトニン免疫染色）．

e リンパ腫　Lymphoma

リンパ腫は甲状腺悪性腫瘍の1～5％を占め，中高年女性に多く，ほとんどが橋本病を発生母地とする．

甲状腺原発のリンパ腫は例外を除きB細胞性で，大半が粘膜関連リンパ組織型節外性辺縁帯リンパ腫（MALTリンパ腫）extranodal marginal zone lymphoma of mucosa-associated lymphoid tissue（MALT lymphoma）と，びまん性大細胞型B細胞リンパ腫 diffuse large B-cell lymphoma である．なお，MALTリンパ腫からびまん性大細胞型B細胞リンパ腫への移行型の頻度も高く，予後との関連から移行型を別に扱う立場もある．

このほか，稀に濾胞性リンパ腫 follicular lymphoma，マントル細胞リンパ腫 mantle cell lymphoma，バーキットリンパ腫 Burkitt-like lymphoma，T細胞リンパ腫 T-cell lymphoma などが発生する．従来，甲状腺の形質細胞腫 plasmacytoma とされていた症例の大部分は，今日では極端に形質細胞へ分化した MALT リンパ腫と考えられている．

(1) MALT リンパ腫　Mucosa-associated lymphoid tissue（MALT）lymphoma

MALTリンパ腫は，胚中心細胞類似細胞や単球様B細胞などを主体に小リンパ球，形質細胞，時に免疫芽球などの多彩なBリンパ球系リンパ腫細胞が混在し，びまん性ないし不明瞭な結節状増生を示す．

所見　（塗抹法）（図135～138, 140～142, 147, 148）

① 弱拡大では，不規則大型胚中心に相当するリンパ腫細胞が山脈状に集簇した像 mountain ranged like cluster が観察される．

② 小～中型リンパ球に相当する大きさのリンパ腫細胞が塗抹細胞の主体を占める．

③ 核形不整や伸長核がみられる．

④ リンパ腫細胞の核クロマチンは細顆粒状で，細胞の大きさに関係なく類似している．

⑤ 単個から数個の核小体がみられる．小型細胞においても核小体がみられる．

⑥ 核分裂像 mitosis や濾胞樹状細胞 follicular dendritic cell，核片貪食組織球 tingible body macrophage がみられることもある．

⑦ リンパ腫細胞が核線を引くことがある．

⑧ 背景に lymphoglandular bodies がみられるが，その頻度はびまん性大細胞型B細胞リンパ腫よりも低い．

⑨ 好酸性濾胞上皮細胞はみられないか，少ない．

⑩ 淡明な細胞質を有する濾胞上皮細胞集塊内にリンパ腫細胞が混在する像 lymphoepithelial lesion をみることがある．

⑪ 濾胞樹状細胞や核片貪食組織球にリンパ腫細胞が絡みつく像は，リンパ腫細胞が胚中心内へ浸潤する所見 follicular colonization に相当する．

⑫ リンパ腫細胞が球状に集簇する所見は，リンパ腫細胞の濾胞内腔への充填像 packing，MALT ball に相当する．

⑬ 形質細胞の混在はみられないものから著しく多いものまで様々である（図147～149）．

7　悪性　**179**

MALT リンパ腫は，生物学的には低悪性度である．分子遺伝学的には，免疫グロ
ブリン重鎖可変領域(IgH)の再構成がみられる点が橋本病などの反応性病変との鑑別
に有用である．

(2)びまん性大細胞型 B 細胞リンパ腫　Diffuse large B-cell lymphoma

　びまん性大細胞型 B 細胞リンパ腫は，胚中心芽球あるいは免疫芽球に類似する大
型リンパ腫細胞のびまん性増生よりなる．浸潤性増生が強く，しばしば周囲組織や前
頸筋への浸潤を認める．生物学的に高悪性度である．

所見　（塗抹法）（図 150～158）

① 大型リンパ球に相当する大きさのリンパ腫細胞が主体を占める．
② 細胞質は豊富で，淡明あるいは淡染性である．
③ 核膜の陥凹や変形核がみられることがある．
④ 核クロマチンは細顆粒状で，単個から数個の核小体がみられる．核小体は時に大型
　で目立つ．
⑤ 非腫瘍性の小型リンパ球が混在し，しばしば二相性 two cell pattern 示す．
⑥ 核分裂像 mitosis や濾胞樹状細胞 follicular dendritic cell，核片貪食組織球 tingible
　body macrophage がみられることがある．
⑦ リンパ腫細胞が核線を引くことがある．
⑧ 背景に lymphoglandular bodies がみられやすい．
⑨ 背景に壊死物質がみられることがある．
⑭ 好酸性濾胞上皮細胞はみられない．
⑮ MALT リンパ腫から移行する場合は MALT リンパ腫の所見が混在している．

(3)濾胞性リンパ腫　Follicular lymphoma

　濾胞性リンパ腫は，リンパ濾胞胚中心 B 細胞（中心細胞 centrocyte ないし中心芽細
胞 centroblast）を由来とする B 細胞リンパ腫であり，腫瘍性濾胞を形成する．t (14；
18)の染色体転座が特徴的であり，転座部位にある *bcl-2* 遺伝子が活性化している．
免疫染色では，bcl-2 陽性である．中心芽細胞が高頻度に出現する場合は，予後不良
とされている．

所見　（塗抹法）（図 160～163）

① 弱拡大にて，リンパ濾胞を思わせるリンパ腫細胞の大きな集簇が散見される．
② 大小様々な大きさのリンパ腫細胞が主体を占める．
③ 核形不整や伸長核がみられる．
④ 核クロマチンは細顆粒状で，単個から数個の核小体がみられる．
⑤ 核片貪食組織球 tingible body macrophage はみられない．
⑥ 好酸性濾胞上皮細胞はみられない．

所見 （液状処理法）（図 143～146, 149, 159, 164）

① 塗抹細胞量は通常塗抹法よりも少ない．
② リンパ腫細胞は裸核状に出現し，細胞質を有するリンパ腫細胞はほとんどみられない．
③ リンパ腫細胞の核は通常塗抹標本よりも大きく，膨化し，核膜は断片的で，不明瞭化する．
④ 10 μm 以上の大型核がリンパ球全体の 10% 以上を占める．
⑤ 核の一部が陥入した切れ込み核の出現頻度は通常塗抹法よりも少ない．
⑥ 長径が短径の 3 倍以上を示す伸長核は，通常塗抹法よりも高頻度にみられる．
⑦ 核クロマチンは溶解・変性し，網状を呈する．非腫瘍性リンパ球ではこの現象はみられにくい．
⑧ Lymphoglandular bodies はみられない．
⑨ 形質細胞の認識は，通常塗抹法より難しい．
⑩ リンパ腫細胞の細胞質が保たれている場合には，免疫染色が可能である．

Memo 術前診断アルゴリズム

　リンパ腫の術前診断，特に MALT リンパ腫の診断は，①超音波検査（図1），②細胞診，③フローサイトメトリー（図2）のいずれも個々の検査所見だけでは難しい場合が多い．したがって，術前診断の精度を高めるには，これら 3 つの検査を併用することが推奨されている．

　上記 3 つの結果を表のようにスコア化し，A＋B＋C が 4 点以上の場合，リンパ腫の可能性を想定して確定診断のための切除生検もしくは葉切除術を行うことが望ましい．針生検は MALT リンパ腫を正確に診断することが難しい場合があるので好ましくない．この際，MALT リンパ腫症例の一部が対象から除外されるが，MALT リンパ腫の臨床経過は通常緩徐で，縮小・消失する症例もあることから，経過観察で対応可能である．悪性度の高いびまん性大細胞型 B 細胞リンパ腫をもれなく切除し診断することが肝要である．

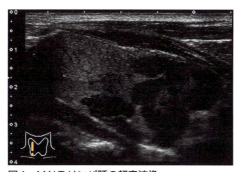

図1　MALT リンパ腫の超音波像
右葉下極に，形状不整な多結節性病変が融合性にみられる．内部エコーは低く，不均質である．

| κ-ch. | 80.6 | 14.1 |
| λ-ch. | 12.4 | 9.8 |

図2　MALT リンパ腫のフローサイトメトリー
CD45 ゲーティングでは，κ/λ 比は 6.5 で，軽鎖制限がみられ，リンパ腫が疑われる．

表　甲状腺リンパ腫の術前診断スコア

検査項目	点数	
超音波検査　良性　境界　悪性	0　1　2	A
細胞診　良性　意義不明　悪性	0　1　2	B
フローサイトメトリー　0.33～3.0　≦0.33 ないし ≧3.0	0　2	C

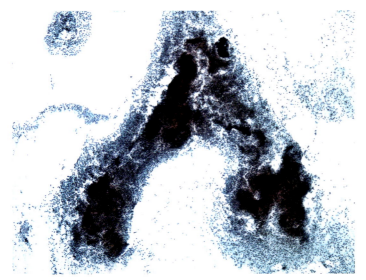

図 135　MALT リンパ腫．山脈状集塊 mountain ranged like cluster（塗抹法）

多数のリンパ球が集簇する像が山脈のようにみえる（mountain ranged like cluster）．反応性リンパ濾胞の胚中心内にリンパ腫細胞が入り込むことで生じる不規則大型胚中心に相当すると解釈されている．

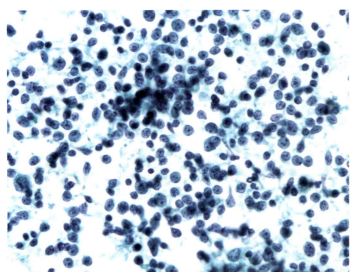

図 136　MALT リンパ腫（塗抹法）

図 135 の症例の強拡大像．小型から中型リンパ球に相当する大きさのリンパ腫細胞が多数出現している．リンパ腫細胞には軽度の核形不整がみられる．クロマチンパターンはその大きさにかかわらず同様で，細顆粒状を呈する．核小体は単個から数個認められる．

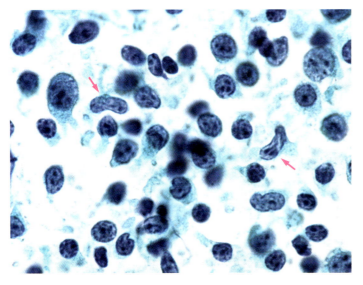

図 137　MALT リンパ腫．伸長核（塗抹法）

長径/短径が 3 以上の細長い核（伸長核）が散見される（矢印）．クロマチンパターンは周囲のリンパ腫細胞と同じであり，リンパ腫細胞の一型と考えられる．小型リンパ腫細胞にも明瞭な核小体が存在する．背景には，lymphoglandular bodies がみられる．

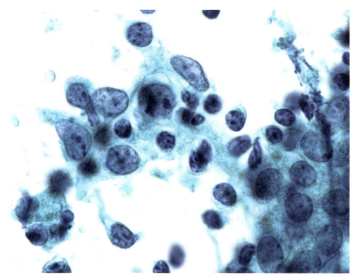

図138 MALTリンパ腫,リンパ上皮性病変 lymphoepithelial lesion（塗抹法）

比較的淡明な細胞質を有する濾胞上皮細胞とリンパ腫細胞が混在してみられる．リンパ上皮性病変 lymphoepithelial lesion に相当する所見で，濾胞上皮細胞は，橋本病でみられるような好酸性（図139参照）ではなく，細胞境界は不明瞭である．

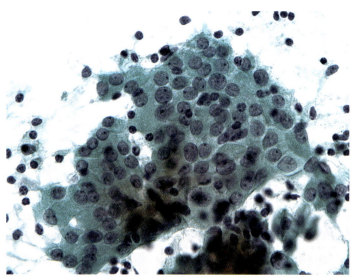

図139 橋本病（塗抹法）

濾胞上皮細胞がシート状に出現し，小型リンパ球との二相性がみられる．濾胞上皮細胞は好酸性で，結合性がよい．

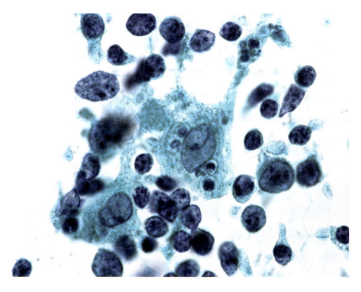

図140 MALTリンパ腫,胚中心内浸潤 follicular colonization（塗抹法）

リンパ腫細胞と核片貪食組織球 tingible body macrophage がみられる．MALTリンパ腫では，核片貪食組織球は胚中心に存在することから，リンパ腫細胞が胚中心内へ浸潤する像を表している．

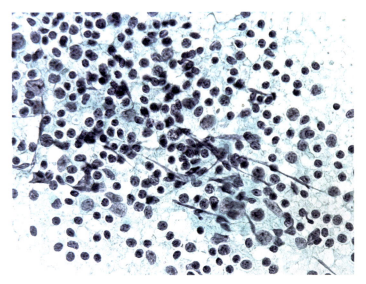

図 141 MALT リンパ腫，核線（塗抹法）

ヘマトキシリン陽性の線状物質がほぼ同じ方向に配列している．これは核の破砕像（核線）で，リンパ腫細胞は脆弱で壊れやすいため，塗抹操作によって生じる．

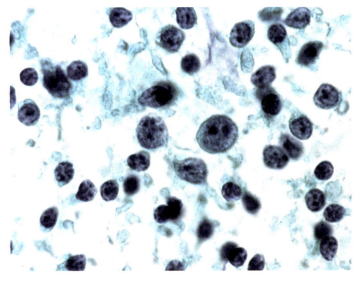

図 142 MALT リンパ腫，lymphoglandular bodies（塗抹法）

背景に，ライトグリーン淡染性の小滴 lymphoglandular bodies が観察される．lymphoglandular bodies は，2〜7μm の大きさで，リンパ腫細胞の細胞質の断片であり，良性リンパ球増殖性病変でみることは少ない．

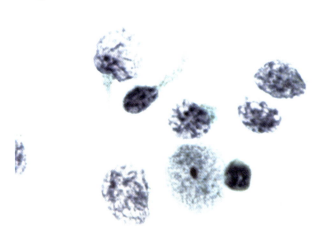

図 143 MALT リンパ腫（液状処理法）

液状処理法標本では，核が膨化し，核クロマチンの変性が目立つ．細胞質はみられず，裸核状である．長径 10μm 以上の核が 10％以上であれば，リンパ腫を疑う．

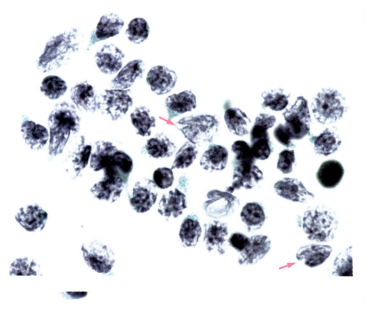

図 144　MALT リンパ腫（液状処理法）
核の変形が目立ち，核膜の切れ込み像（矢印），核の溝がみられる．

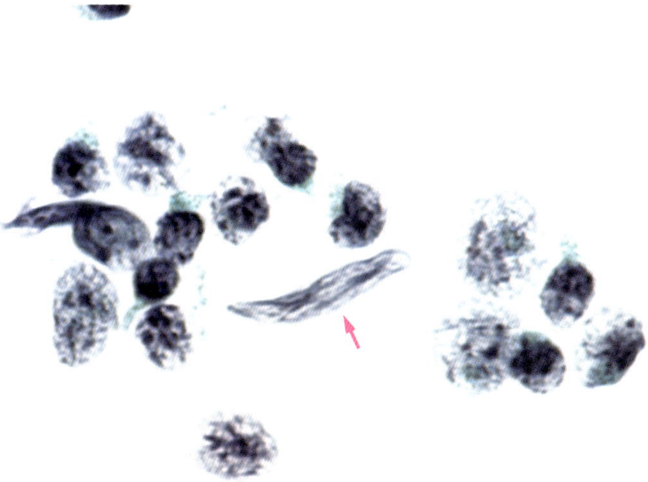

図 145　MALT リンパ腫（液状処理法）
核が細長く伸びた（伸長核）リンパ腫細胞がみられる（矢印）．

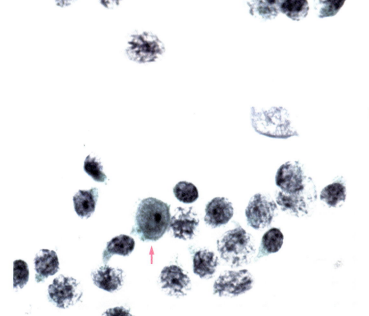

図 146　MALT リンパ腫（液状処理法）
リンパ腫細胞の核クロマチンは網状に変性し，核膜は菲薄化し，裸核状である．一方，濾胞上皮細胞の核クロマチンは細顆粒状で，核膜は厚く（矢印），両者の区別は容易である．

7　悪性　185

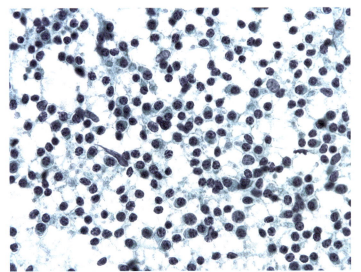

図147 形質細胞への分化を伴うMALTリンパ腫（塗抹法）
中型リンパ球に相当する大きさのリンパ腫細胞が多数出現している．核の大小不同が乏しい．

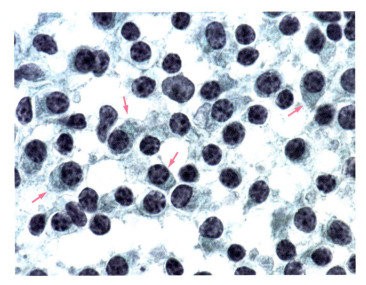

図148 形質細胞への分化を伴うMALTリンパ腫（塗抹法）
図147の症例の強拡大像．リンパ腫細胞の核は偏在し，核クロマチンは粗大顆粒状で車軸状である．ゴルジ野 juxta-nuclear clear zone（矢印）が観察できるものもある．

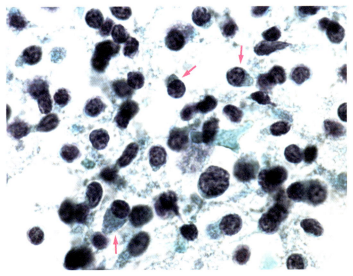

図149 形質細胞への分化を伴うMALTリンパ腫（液状処理法）
核偏在を示す形質細胞類似のリンパ腫細胞（矢印）が認められるが，塗抹標本に比べてその出現頻度は低い．

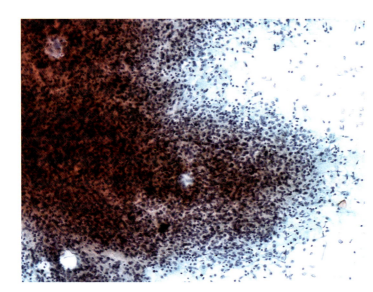

図150　びまん性大細胞型B細胞リンパ腫(塗抹法)

多数の大型リンパ腫細胞が採取され，厚みのある立体的な集簇として塗抹されている．濾胞上皮細胞はみられない．

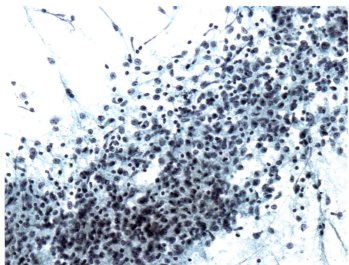

図151　びまん性大細胞型B細胞リンパ腫(塗抹法)

図150の症例の中拡大．大型リンパ腫細胞と非腫瘍性の小型リンパ球が混在し，いわゆる二相性 two cell pattern を示している．

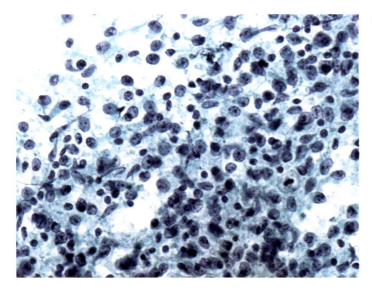

図152　びまん性大細胞型B細胞リンパ腫(塗抹法)

図150の症例の強拡大．リンパ腫細胞は大型で，細胞質が広い．核小体は大きく，目立つ．

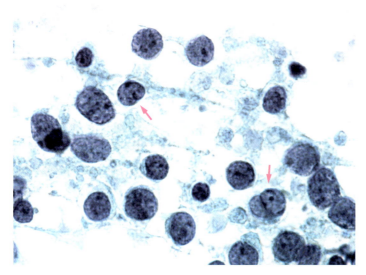

図 153 びまん性大細胞型 B 細胞リンパ腫，切れ込み核 cleaved nuclei（塗抹法）

リンパ腫細胞の細胞質は広く淡染性で，細胞境界は不明瞭である．核膜が深く切れ込み，陥凹あるいは線状溝を示す核 cleaved nuclei（矢印）がみられる．

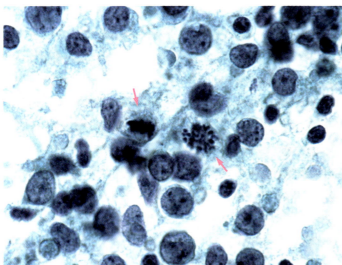

図 154 びまん性大細胞型 B 細胞リンパ腫，核分裂像と lymphoglandular bodies（塗抹法）

本亜型では，しばしば核分裂像（矢印）がみられる．背景には，リンパ腫細胞の細胞質成分であるライトグリーン淡染性の lymphoglandular bodies がみられる．

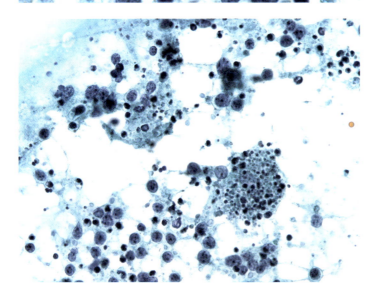

図 155 びまん性大細胞型 B 細胞リンパ腫，核片貪食組織球 tingible body macrophage（塗抹法）

核片貪食組織球や細胞破砕物 cell debris がみられる．中型から大型のリンパ腫細胞が核片貪食組織球を伴う場合はバーキットリンパ腫との鑑別が必要である．

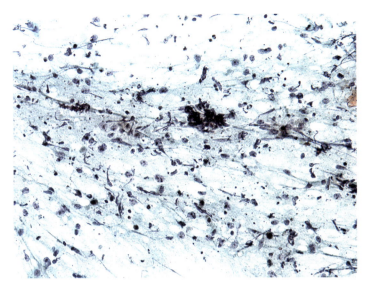

図156 びまん性大細胞型B細胞リンパ腫，核線（塗抹法）

ヘマトキシリンに濃く染まる線状物質がほぼ同じ方向に向かって塗抹されている．この所見は，リンパ腫細胞が脆弱なため，塗抹操作によって核が壊れ，引き伸ばされたものである．

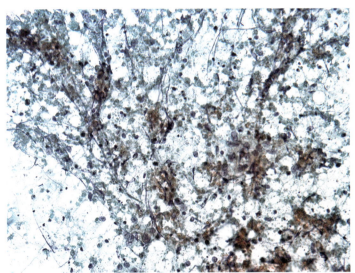

図157 びまん性大細胞型B細胞リンパ腫，壊死（塗抹法）

背景は壊死性で，核線も多くみられる．リンパ腫細胞の多くは破壊され，形態が観察できるものはわずかである．

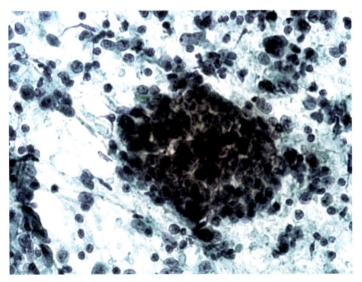

図158 びまん性大細胞型B細胞リンパ腫，リンパ腫細胞の濾胞腔内充填（塗抹法）

大型リンパ腫細胞が球状集簇として塗抹されている．リンパ腫細胞の濾胞腔内充填（packing, MALT ball）に相当すると考えられる．この所見はMALTリンパ腫の特徴であることから，MALTリンパ腫から移行したびまん性大細胞型B細胞リンパ腫と推測することができる．

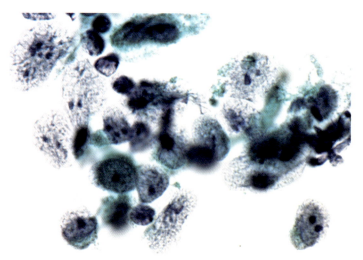

図 159　びまん性大細胞型 B 細胞リンパ腫(液状処理法)

リンパ腫細胞は大型で，核小体が目立つ．核は膨化し，核クロマチンは網状に変性している．lymphoglandular bodies はみられない．

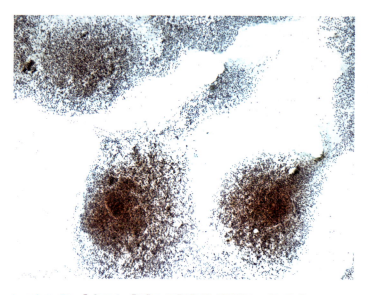

図 160　濾胞性リンパ腫，巨大細胞集簇(塗抹法)

リンパ腫細胞が集簇し，非常に大型の集塊を示す像が弱拡大の特徴である．濾胞状に増殖する組織像を反映していると解釈されている．

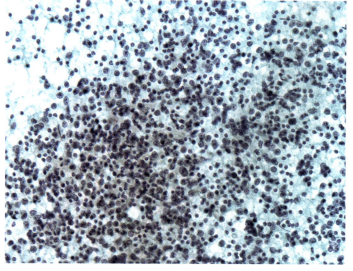

図 161　濾胞性リンパ腫(塗抹法)

図 160 の症例の中拡大．大小不同のリンパ腫細胞が多数みられ，濾胞上皮細胞は確認できない．クロマチンパターンは均一である．

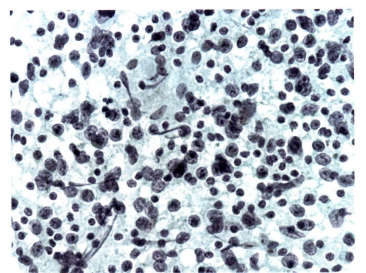

図 162 濾胞性リンパ腫（塗抹法）

図 160 の症例の強拡大．リンパ腫細胞は小型から大型まで様々である．大型のリンパ腫細胞には核形不整や伸長核がみられる．

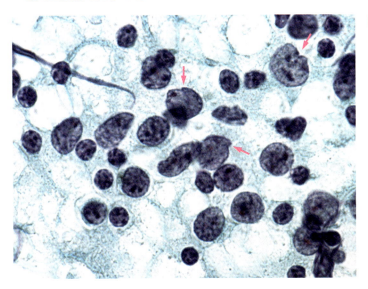

図 163 濾胞性リンパ腫（塗抹法）

核形不整や核膜の陥凹 cleaved nuclei がみられる（矢印）．核クロマチンは細顆粒状で，単個から数個の不整形核小体がみられる．

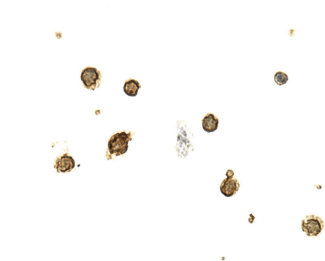

図 164 びまん性大細胞型 B 細胞リンパ腫（液状処理法）

リンパ腫細胞は CD20 陽性である（CD20 免疫染色）．

f 転移性（続発性）腫瘍　Metastatic (secondary) tumors

　転移性甲状腺癌は原発性甲状腺癌と比較し稀であり，0.05～数％の報告がある．しかしながら，転移巣が先にみつかる例もある．

　癌治療の既往がある場合には癌の転移を最初に考慮すべきとされている．また，周辺臓器癌の直接浸潤もある．多くの場合，治療目的に穿刺細胞診が行われることは極めて稀であるといえる．転移性甲状腺癌は腎癌の報告が多いが，肺癌，乳癌の報告もあり，その他の部位からの転移の報告も少ないながらある．

所見　（図165～168）

① 壊死物質を認める．
② 未分化癌類似細胞を認めるが，確信がもてない．
③ 癌細胞を認めるが，甲状腺癌は考えにくい．

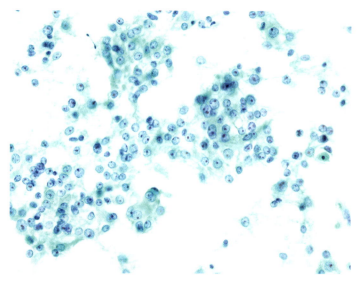

図165　転移性癌/腎癌（塗抹法）
明るい細胞質を有する癌細胞がシート状細胞集塊で出現している．腎癌としては典型的な細胞像である．

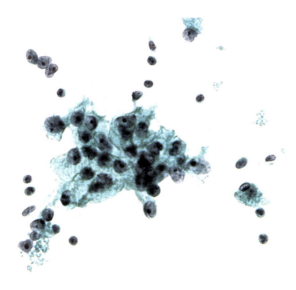

図166 転移性癌/腎癌（液状処理法）
背景はきれいである．明るい細胞質を有する悪性細胞が上皮様の細胞集塊で出現している．

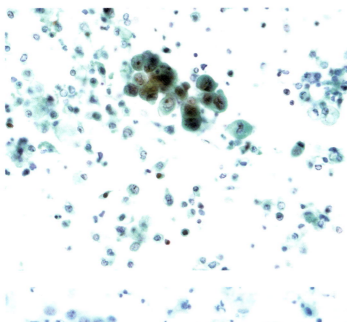

図167 転移性癌/肺癌（塗抹法）
壊死様物質や泡沫細胞とともに癌細胞が集塊で出現している．肺の低分化腺癌の転移であるが，細胞像のみから原発巣の推定は困難である．

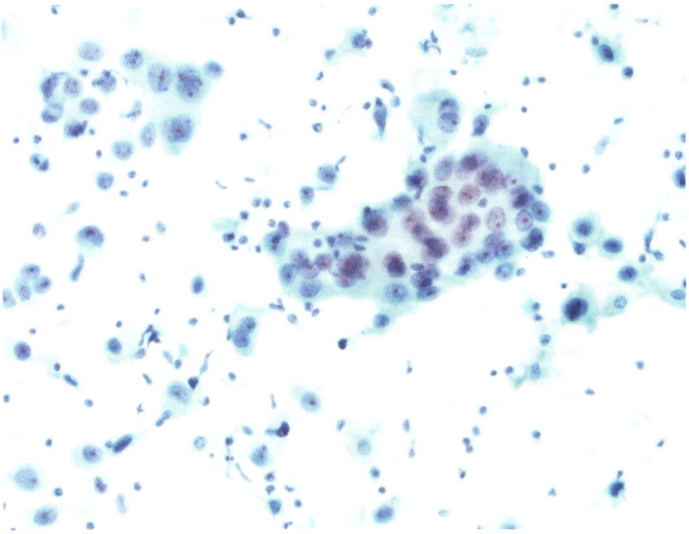

図168 転移性癌/乳癌（塗抹法）
繊細な核クロマチンを有する癌細胞が集塊および散在性に出現している．

7 悪性

参考文献

1) Ali SZ, Cibas ES : The Bethesda System for Reporting Thyroid Cytopathology II. Acta Cytol 60 : 397-398, 2016

2) Ali SZ, Cibas ES : The Bethesda system for reporting thyroid cytopathology: definitions, criteria, and explanatory notes, 2nd ed. pp1-18, Springer, New York, 2018

3) Barwad A, Dey P, Nahar Saikia U, et al : Fine needle aspiration cytology of insular carcinoma of thyroid. Diagn Cytopathol 40(Suppl 1) : E43-47, 2012

4) Cibas ES, Ali SZ. The 2017 Bethesda System for Reporting Thyroid Cytopathology. Thyroid 27 : 1341-1346, 2017

5) Cross P, Chandra A, Giles T, et al : Guidance on the reporting of thyroid cytology specimens, G089, Ver2. pp18-19, The Royal College of Pathologists, London, 2016

6) Deshpande V : IgG4 related disease of the head and neck. Head Neck Pathol 9 : 24-31, 2015

7) Fadda G, Rossi ED : The 2014 Italian Reporting System for Thyroid Cytology: Comparison with the National Reporting Systems and Future Directions. JBCM 4 : 46-51, 2015

8) Hirokawa M, Kudo T, Ota H, et al : Preoperative diagnostic algorithm of primary thyroid lymphoma using ultrasound, aspiration cytology, and flow cytometry. Endocr J 64 : 859-865, 2017

9) Hirokawa M, Kuma S, Miyauchi A : Cytological findings of intrathyroidal epithelial thymoma/carcinoma showing thymus-like differentiation: a study of eight cases. Diagn Cytopathol 40 (Suppl 1) : E16-20, 2012

10) IgG4 関連全身硬化性疾患の診断法の確立と治療方法の開発に関する研究班，新規疾患・IgG4 関連多臓器リンパ増殖性疾患(IgG4＋MOLPS)の確立のための研究班：IgG4 関連疾患包括診断基準 2011. 日内会誌 101 : 795-804, 2012

11) Kane SV, Sharma TP : Cytologic diagnostic approach to poorly differentiated thyroid carcinoma: a single-institution study. Cancer Cytopathol 123 : 82-91, 2015

12) Kihara M, Hirokawa M, Ito Y, et al : Final pathology findings after immediate or delayed surgery in patients with cytologically benign or follicular thyroid nodules. World J Surg35 : 558-562, 2011

13) Purkait S, Agarwal S, Mathur SR, et al : Fine needle aspiration cytology features of poorly differentiated thyroid carcinoma. Cytopathol 27 : 176-184, 2016

14) Sidawy MK, Costa M : The significance of paravacuolar granules of the thyroid. A histologic, cytologic and ultrastructural study. Acta Cytol 33 : 929-933, 1989

15) Suzuki A, Hirokawa M, Ito A, et al : Identification of cytological features distinguishing mucosa-associated lymphoid tissue lymphoma from reactive lymphoid proliferation using thyroid liquid-based cytology. Acta Cytol 62 : 93-98, 2018

16) Suzuki A, Hirokawa M, Takada N, et al : Fine-needle aspiration cytology for medullary thyroid carcinoma: a single institutional experience in Japan. Endocr J 64 : 1099-1104, 2017

17) Takada N, Hirokawa M, Suzuki A, et al : Diagnostic value of GATA-3 in cytological identification of parathyroid tissues. Endocr J 63 : 621-626, 2016

18) Takada N, Hirokawa M, Suzuki A, et al : Reappraisal of cyst fluid only on thyroid fine-needle aspiration cytology. Endcr J 64 : 759-765, 2017

19) 日本甲状腺外科学会(編)：甲状腺癌取り扱い規約 第 7 版. 金原出版, 2015

20) 日本臨床細胞学会(編)：細胞診ガイドライン 3, 甲状腺・内分泌・神経系. 金原出版, 2015

21) 樋口観世子，廣川満良，佐々木栄司，他：甲状腺細胞診濾胞性病変における診断アルゴリズムと新報告様式の提案. 日本臨床細胞学会雑誌 53 : 264-270, 2014

22) 廣川満良，太田泰，鈴木彩菜，他：甲状腺リンパ腫の診断—特集 甲状腺疾患の知っておきたい最近の新知見. 内分泌・糖尿病・代謝内科 47 : 93-97, 2018

23) 廣川満良，鈴木彩菜，樋口観世子，他：術前細胞診で診断可能が濾胞癌とは？ 日本内分泌・甲状腺外科学会雑誌 34 : 81-87, 2017

24) 前川観世子，廣川満良，柳瀬友佳里，他：甲状腺低分化癌の細胞像. 日本臨床細胞学会雑誌 48 : 268-273, 2009

25) 前川観世子，廣川満良，柳瀬友佳里，他：甲状腺濾胞性腫瘍の細胞診—診断の現状と細胞学的鑑別. 日本臨床細胞学会雑誌 49 : 48-54, 2010

26) 丸田淳子，廣川満良，佐々木栄司，他：甲状腺髄様癌の細胞診断学的特徴の究明. 日臨細誌 57 : 151-158, 2018

27) 宮内昭(監)，横澤保，廣川満良(著)：甲状腺・副甲状腺超音波診断アトラス 新版. p1049, ベクトル・コア，2007

28）元井信，畠榮，村上渉，他（編）：細胞診断マニュアル―細胞像の見方と診断へのアプローチ．篠原出版，2014
29）山尾直輝，廣川満良，鈴木彩菜，他：甲状腺細胞診ベセスダシステムの導入にむけて―AUS/FLUS の解析．日臨細誌 53：342-348, 2014

III NIFTPをめぐる諸問題

1 NIFTP誕生の背景と経緯

a 乳頭癌の診断基準の変遷

現在の甲状腺癌の診断基準は，2017年に出版されたWHO分類 第4版に規定された診断基準に準拠する．しかし，その診断基準は時代とともに不変であったわけではない．乳頭癌の第4版での定義は，

Papillary thyroid carcinoma (PTC) is a malignant epithelial tumor showing evidence of follicular cell differentiation and distinctive nuclear features. PTC is usually invasive. Papillae, invasion or cytological features of papillary thyroid carcinoma are required.

と記述が変更された[1]．すなわち，「乳頭癌は通常浸潤癌である．乳頭構造，浸潤増生，乳頭癌の核所見のいずれかを必須とする」の記述が加えられた[1]．

1974年に出版されたWHO分類 第1版では，甲状腺分化癌は増殖パターンにより乳頭癌（乳頭増生）と濾胞癌（濾胞形成）に区別して診断されていた．しかし，その後，乳頭癌の核所見が重視され，乳頭構造のない（濾胞形成性）腫瘍で，非浸潤，転移のない被包型腫瘍の場合でも，乳頭癌の核所見があると判定された腫瘍は，乳頭癌（悪性）と診断されることが広く行われてきた．

その結果，WHO分類 第3版（2004年）では，浸潤のない被包型腫瘍であっても，乳頭増生がある腫瘍は被包型乳頭癌，濾胞構造を示すものは（乳頭構造がなくても）被包型乳頭癌濾胞亜型と診断された[2]．

さらに2009年米国甲状腺学会（ATA：American Thyroid Association）ガイドラインが，1 cm以上の乳頭癌に甲状腺全摘と放射性ヨウ素内照射治療を推奨したため，これら多くの患者に甲状腺全摘と放射性ヨウ素治療が適応された[3]．

この傾向は欧米で著しく，この方針に懐疑的な日本の外科医からは，欧米の甲状腺全摘と放射性ヨウ素内照射治療は低リスク腫瘍には必要ないこと，葉切除のみで問題なく，甲状腺の補完全摘，予防的リンパ節郭清，術後の放射性ヨウ素治療を省略することが実施されていた[4,5]．

b 癌として治療することで，どのような不都合が起こったか

病理診断は癌治療に重要な根拠を提供するが，病理医が癌と診断するもののなかには患者が腫瘍死しない腫瘍（生物学的な予後は悪性ではないが，病理医が癌と区別できない腫瘍）も含まれている．実際に，このような腫瘍は，検診などで早期発見，早期治療を目指しているものの過半数を占めていると推定されている[6,7]．これらを癌として治療することは，患者の予後の改善にとって利益がないだけでなく，社会と個人にとっても大きな経済的損失となるため，患者にとって有害であると結論された[6,7]．

さらに病理医が意識しなければならないこととして，病理医が細胞診で癌を疑った（濾胞性腫瘍では癌の確率 10～40％）ことを根拠に治療された患者の 10％以上に，癌治療が原因となる障害／合併症をきたすことも報告されている[8]．

これら（生物学的には良性の）腫瘍に対し，WHO 分類 第 3 版の診断基準を用いても病理医が癌と診断することを防ぐことが困難と考えられ，さらに病理医が癌とするこれら腫瘍の大多数で患者の腫瘍死が皆無であることも明白となった．そのため，2016 年に出版された ATA ガイドラインでは，甲状腺結節に細胞診検査をすることを制限された[9]〔→Ⅲ-6（226 頁）参照〕．

生物学的良性のこれら結節に細胞診をした場合，病理医が癌を疑って，悪性疑いや鑑別困難と診断することが相当数ある．そのため，過去にはこの細胞診が原因となって，患者に「癌かもしれないという」無用の心配をさせ，誤って手術に進むことが多くあった．必要のない過剰治療を患者に誘発したのは，細胞診をしたことが原因であったと考えられる．さらに癌検診については，これら患者に癌治療は必要ないと考え，（無症状，偶然発見の低リスク甲状腺癌を積極的に発見し治療することを防止するため）無症状の成人に対し甲状腺癌検診をしないことが検診ガイドラインで強く推奨された[10]．

c 癌の診断基準が病理医ごとに違っていた

WHO に規定された乳頭癌の核所見の診断基準／定義は同一でも，その運用は主観によるブレがあり，特に良性（濾胞腺腫）と悪性（乳頭癌）に診断のブレが起こることに気づかれることになった[11-13]．

乳頭癌の核所見の判定は主観的に運用され，診断は病理医ごとに異なっていた．軽度のものも取り上げる病理医と厳密に診断する病理医の考え方の違いがあり，特に被包型乳頭癌濾胞亜型の診断頻度は病理医ごとに異なっていた．筆者らは，米国の病理医が日本の病理医と比較して診断基準が緩いことを 2002 年に指摘した[11,12]．この差異は日本の病理医がより古い基準（浸潤がない場合，核所見を厳しく取り，乳頭癌の診断を抑制的にする）で診断し，一方，米国の病理医は WHO 分類 第 3 版の基準（浸潤がなくても軽度の核所見があれば乳頭癌と診断する）を先取りしていたことによる．

本項では踏み込まないが，米国では濾胞癌の診断においても被膜浸潤が少しでも疑われるものは癌と診断する防御的な病理診断が一般的であった．Goffredo らの 1,200 例の微少浸潤型濾胞癌の予後解析では，腫瘍死した患者は 1,200 例中 2 例（0.2％）にすぎず，病理医が微少浸潤型濾胞癌と診断する腫瘍を，癌として治療（甲状腺全摘＋放射性ヨウ素治療）することに疑問が呈された[14]．

アジアで一般に行われてきた微少浸潤型濾胞癌など低リスク甲状腺癌への葉切除は，従来の欧米では癌の治療として不十分／不完全な治療とされていた．しかし，2016年に出版された最新のATAガイドラインでは，葉切除術は微少浸潤型濾胞癌を含む低リスク甲状腺癌に対する十分な治療であり，治療の選択肢の1つと記述され，さらに全摘＋放射線ヨウ素治療は必要ないと訂正された[10]．

WHO分類　第4版（2017年）でも，被包型濾胞性腫瘍の被膜浸潤を厳しく（抑制的に）判定することが推奨され，微少浸潤型濾胞癌の大多数が境界腫瘍FT-UMPに判定されることとなった[1]．これについては，今まで日本では「被膜を貫通する浸潤のみを悪性の診断根拠とし，被膜浸潤が腫瘍被膜内にとどまるものは被膜浸潤不完全として良性（濾胞腺腫）と判定する」ように指導してきている[15]．しかしながら，米国の要望（医療紛争に巻き込まれることを防御するため，良性とせず，疑わしいものはすべて癌から境界悪性に変更する）を取り入れ，WHO分類　第4版では，濾胞癌から濾胞腺腫と診断変更するのではなく，境界腫瘍FT-UMPに分類することと改訂した[1]．

d　境界腫瘍の提唱

甲状腺癌の過剰診断／過剰治療に対して，多くの取り組みがなされた．病理医からは，超低悪性度の甲状腺腫瘍を癌と病理診断しないこと，境界腫瘍に分類変更することが提案され[16-18]，この提案はWHO甲状腺腫瘍分類　第4版（2017年）に取り入れられ，ICDコード01（borderline, uncertain behavior）が付与された[1]．また，新たに境界腫瘍に分類された腫瘍は，UMP（uncertain malignant potential）[19]とNIFTP（noninvasive follicular thyroid neoplasm with papillary-like nuclear feature）[20]である．本書他項でNIFTPの診断，種類と頻度〔→Ⅲ-2（204頁），Ⅲ-4（215頁），Ⅲ-5（221頁）参照〕について論じられている．それぞれの項目をご参照いただきたい．また，日本病理学会英文誌（Pathol Int）の拙著2編もご参照いただきたい[21, 22]．

本項では，さらに以下の項目について文献を考察し，現在の知見と未解明な点についてさらに論じ，筆者の見解を述べたい．

e　境界腫瘍は，再発／転移しないのか？

NIFTPに関する原著では，109例のNIFTPを平均14年経過観察し，再発転移，腫瘍死はみられなかったと報告している[20]．しかし，その後多くの論文がNIFTPと診断された腫瘍にリンパ節転移が報告され，また少数だが遠隔転移を認めた例も報告されている[23-26]．

いくつかの解釈が考えられているが，最も強調されているものは，形態学的な診断基準だけでは*BRAF*変異のある乳頭癌の混入が防げないので，診断基準をより厳密に設定することである[26]．*BRAF*^{V600E}変異のある例と，*TERT*プロモーター遺伝子変異のある例はNIFTPに含めないことが提唱された[21, 27-30]．つまり，NIFTPを提唱したグループから診断基準の修正が提案されたことになる．

しかし，この変更であっても，リンパ節転移を示す癌治療の必要な乳頭癌をNIFTPと誤診断することを防止できるか確認が必要であり，筆者は疑問をもっている[22]．どのような分野の良性腫瘍，異形成，非浸潤癌，低リスク癌の病理診断でも，

術後再発／転移が起こらないことを 100％保証するものではない。例外的な症例では少数ではあるが、再発／転移がみられるのが現実であり、その確率は 1％よりもずっと低い[18, 31]。

f 境界腫瘍を癌の前駆病変と仮定すると、NIFTP を経過観察したら進行癌になるのか？

子宮頸部の境界病変（異形成、上皮内腫瘍）の場合、生検し病変を組織学的に確認した後、さらに経過観察（外科治療を拒絶した患者など）することにより、一部の例で浸潤癌に進行することが確認されている。しかし、甲状腺腫瘍では病変を組織学的に（乳頭構造がないこと、被膜浸潤がないこと、乳頭癌の核所見があることなど）確認後、患者の体に結節を戻すことができないため、この設問に回答することは倫理的、論理的に不可能である。

間接的な証拠として、隈病院の木原らは、細胞診断が良性または濾胞性腫瘍であった 445 例の術後組織診断を 2 群〔細胞診後 18 か月以内に手術した群（320 例）と 18 か月以上経過観察した後に外科治療した群（125 例）〕で癌の確率を比較している[32]。もし NIFTP の多くの例が癌に進行するのであれば、経過観察した良性腫瘍／濾胞性腫瘍のなかから多くの癌が見つかるはずであるが、実際は 18 か月以上経過観察し手術した群の癌の確率は 6.4％と 18 か月以内に手術した群の癌の確率 11.6％と比較して低いことが報告されている。この論文で明らかとなったことは、細胞診で良性腫瘍／濾胞性腫瘍と診断された結節には相当数の NIFTP が含まれているはずであるが、18 か月以上経過観察しても、癌の頻度は背景の癌の確率よりも有意には増加しないことが示された。

結論として、NIFTP は癌と紛らわしい核所見があるため、良性と悪性の診断がぶれる境界的病変ではあるが、予防的に摘出しなければならないほど高頻度に癌化のリスクや、患者の腫瘍死リスクのある病変ではないと筆者は考えている。一方欧米では、NIFTP は術前診断が困難であること、癌に類似する形態を示すこと、癌遺伝子 *RAS* 変異があることなどを理由に外科対象疾患と結論し、全例の診断的葉切除を推薦している[33, 34]。

g NIFTP の導入は細胞診にどのような影響を与えるか？

甲状腺腫瘍診断が良性と悪性の二者択一の時代では、ベセスダ診断様式の AUS（atypia of undetermined significance, 意義不明、低リスク鑑別困難）と FN（follicular neoplasm, 濾胞性腫瘍／高リスク鑑別困難）の診断カテゴリーは、良性と悪性の区別（鑑別診断）ができないために設けられた細胞診カテゴリーと考えられ、Indeterminate（鑑別困難）、Grey Zone（白黒のハッキリしない灰色の診断カテゴリー）と呼ばれてきた。しかし、境界腫瘍が甲状腺腫瘍分類に導入されたことにより、このカテゴリーの意義に再考がせまられた。

WHO 分類 第 4 版に境界腫瘍が取り入れられ、甲状腺腫瘍の診断が良性／境界／悪性の三者択一に変更された結果、AUS と FN の診断カテゴリーは軽度の（良性と悪性の中間的な）細胞所見をもつ腫瘍を受け入れるカテゴリーと解釈が変更された[35, 36]。

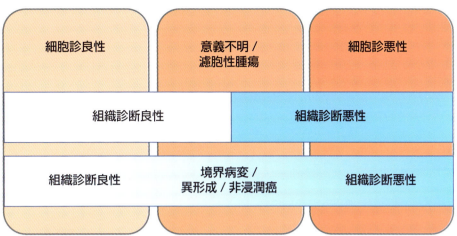

図1 細胞診断カテゴリーと手術例における癌の確率の概念図

甲状腺腫瘍分類に良性と悪性の二者択一であった時代（WHO分類 第3版）には意義不明/濾胞性腫瘍には多くの（5〜40％）癌が含まれることが知られ，鑑別困難なカテゴリーと考えられていた．しかし，その大部分は癌の治療が必要でない濾胞腺腫や境界腫瘍，悪性の癌であっても葉切除が十分な治療（補完全摘や放射性ヨウ素治療が必要でない）とされる微少浸潤型濾胞癌や低リスクの乳頭癌（濾胞型乳頭癌）が大半を占め，再発転移を示す例は1％以下であることが明らかとなった[40]．WHO分類 第4版では，細胞診意義不明/濾胞性腫瘍は境界病変，異形成，非浸潤癌を受け入れるカテゴリーと変更することが提唱された．

〔Valderrabano P, McIver B : Evaluation and management of indeterminate thyroid nodules: The revolution of risk stratification beyond cytological diagnosis. Cancer Cont 24 : 1-14, 2017 ; Kakudo K（ed）: Thyroid FNA Cytology, Differential Diagnosis and Pitfalls, 2nd ed. Springer Singapore, 2019; doi: 10.1007/978-981-13-1897-9 より改変〕

すなわちAUSとFNの診断カテゴリーは，良性/悪性の鑑別が困難なためのみに設けられた細胞カテゴリーではなく，境界腫瘍（他臓器の異形成/上皮内腫瘍/非浸潤癌）にも充てられた細胞診断カテゴリーと結論できる（図1）[37]．

実際，NIFTPの2/3は，AUS，FN，SM（suspicious for malignancy，悪性の疑い）に分類されることが知られている[38]．またAUS，FN，SMに分類された甲状腺癌は再発転移，腫瘍死する例が少ないことも知られている[39-42]．つまり，AUS，FNに分類された甲状腺癌は大多数が腫瘍死をきたす悪性腫瘍（癌）ではなかったことを裏付けるものであり，また過去に欧米では生物学的に良性のNIFTPが癌と診断されていたことを裏付けるものである．

欧米の研究では，NIFTPの導入により癌の確率 risk of malignancyが低下する，誤陽性の危険が増加することが強調/重要視され，悪性と細胞診断する乳頭癌の核所見の診断基準を変更した（日本の基準に歩み寄った）[43]．日本では，NIFTPの多くが濾胞腺腫と診断されてきたため，これは稀なことと推定される．すなわちNIFTPの診断頻度の低い日本の患者群ではこのような恐れは杞憂である[44]．NIFTPの細胞診判定は他項〔→Ⅲ-3（208頁）参照〕を参照いただきたい．

引用文献

1) Lloyd RV, Osamura RY, Klöppel G, et al（eds）: WHO Classification of Tumours of Endocrine Organs, 4th ed. IARC, Lyon, 2017

2) DeLellis RA, Lloyd RV, Heitz PU, et al : Tumours of Endocrine Organs, World Health Organization Classification of Tumours; Pathology and Genetics. IARC, Lyon, 2004

3) Cooper DS, Doherty GM, Haugen BR, et al : Revised American Thyroid Association management guidelines for patients with thyroid nodules and differentiated thyroid cancer. Thyroid 19 : 1167-1214, 2009

4) Sugitani I, Fujimoto Y : Management of low-risk papillary thyroid carcinomas: Unique conventional policy in Japan and our efforts to improve the level of evidence. Surg Today 40 : 199-215, 2010

5) Takami H, Ito Y, Noguchi H, et al（eds）: Treatment of thyroid cancer. Japanese clinical guidelines. pp1-306, Springer Japan, 2013; doi: 10.1007/978-4-431-54049-6

6) Davies L, Welch HG : Current thyroid cancer trends in the United States. JAMA Otolaryngol Head Neck Surg 140 : 317-322, 2014

7) Esserman LJ, Thompson IM, Reid B, et al : Addressing overdiagnosis and overtreatment in cancer: a prescription for change. The Lancet Oncology 15 : e234-242, 2014

8) Conzo G, Avenia N, Ansaldo G, et al : Surgical treatment of thyroid follicular neoplasms: results of a retrospective analysis of a large clinical series. Endocrine 55 : 530-538, 2017

9) US Preventive Services Task Force, Bibbins-Domingo K, Grossman DC, Curry SJ : Screening for Thyroid Cancer: US Preventive Services Task Force Recommendation Statement. JAMA 317 : 1882-1887, 2017

10) Haugen BR, Alexander EK, Bible KC, et al : 2015 American Thyroid Association Management Guidelines for Adult Patients with Thyroid Nodules and Differentiated Thyroid Cancer: The American Thyroid Association Guidelines Task Force on Thyroid Nodules and Differentiated Thyroid Cancer. Thyroid 26 : 1-133, 2016

11) Kakudo K, Katoh R, Sakamoto A, et al : Thyroid gland: international case conference. Endocr Pathol 13 : 131-134, 2002

12) Hirokawa M, Carney JA, Goellner JR, et al : Observer variation of encapsulated follicular lesions of the thyroid gland. Am J Surg Pathol 26 : 1508-1514, 2002

13) Lloyd RV, Erickson LA, Casey MB, et al : Observer variation in the diagnosis of follicular variant of papillary thyroid carcinoma. Am J Surg Pathol 28 : 1336-1340, 2004

14) Gofredo P, Cheung K, Roman SA, et al : Can minimally invasive follicular thyroid cancer be approached as a benign lesion? Ann Surg Oncol 20:767-772, 2013

15) 日本甲状腺外科学会（編）: 甲状腺癌取扱い規約 第7版, 金原出版, 2017

16) Liu Z, Zhou G, Nakamura M, et al : Encapsulated follicular thyroid tumor with equivocal nuclear changes, so-called well-differentiated tumor of uncertain malignant potential: a morphological, immunohistochemical, and molecular appraisal. Cancer Sci 102 : 288-294, 2011

17) Kakudo K, Bai Y, Liu Z, et al : Encapsulated papillary thyroid carcinoma, follicular variant: a misnomer. Pathol Int 62 : 155-160, 2012

18) Kakudo K, Bai Y, Liu Z, et al : Classification of thyroid follicular cell tumors: with special reference to borderline lesions. Endocr J 59 : 1-12, 2012

19) Williams ED : Guest Editorial: Two proposal regarding the terminology of thyroid tumors. Int J Surg Pathol 8 : 181-183, 2000

20) Nikiforov YE, Seethala RR, Tallini G, et al : Nomenclature revision for encapsulated follicular variant of papillary thyroid carcinoma. A paradigm shift to reduce overtreatment of indolent tumors. JAMA Oncol 2 : 1023-1029, 2016

21) Kakudo K, El-Naggar AK, Hodak SP, et al : Noninvasive Follicular Thyroid Neoplasm with Papillary-like Nuclear Features（NIFTP）in Thyroid Tumor Classification. Pathol Int 68 : 327-333, 2018

22) Kakudo K, Bychkov A, Bai Y, et al : The New 4th Edition World Health Organization Classification for Thyroid Tumors, Asian Perspectives. Pathol Int 68 : 641-664, 2019

23) Parente D, Kluijfhout WP, Bongers PJ, et al : Clinical safety of renaming encapsulated follicular variant of papillary thyroid carcinoma: Is NIFTP truly benign? World J Surg 42 : 321-326, 2018

24) Kim TH, Lee M, Kwon A-Y, et al : Molecular genotyping of noninvasive encapsulated follicular variant of papillary thyroid carcinoma. Histopathol 72 : 648-661, 2018

25) Lee SE, Hwang TS, Choi Y-L, et al. Molecular Profiling of Papillary Thyroid Carcinoma in Korea with a High Prevalence of BRAFV600E Mutation. Thyroid 27 : 802-810, 2017

26) Cho U, Mete O, Kim MH, et al : Molecular correlates and rate of lymph node metastasis of non-invasive follicular thyroid neoplasm with papillary-like nuclear features and invasive follicular variant papillary thyroid carcinoma: the impact of rigid criteria to distinguish non-invasive follicular thyroid neoplasm with papillary-like nuclear features. Mod Pathol 30 : 810-825, 2017

27) Seethala RR, Baloch ZW, Barletta, et al : Noninvasive follicular thyroid neoplasm with papillary-like nuclear features: a review for pathologists. Mod Pathol 31 : 39-55, 2018

28) Lloyd, RV, Asa SL, LiVolsi VA, et al : The evolving diagnosis of noninvasive follicular thyroid neoplasm with papillary-like nuclear features (NIFTP). Hum Pathol 74 : 1-4, 2017

29) Alves VA, Kakudo K, LiVolsi VA, et al : Noninvasive Follicular Thyroid Neoplasm with Papillary-like Nuclear Features (NIFTP): Achieving better agreement by refining diagnostic criteria. Clinics 73 : e576, 2018; doi: 10.6061/clinics/2018/e576

30) Nikiforov YE, Baloch ZW, Hodak SP, et al : Change in Diagnostic Criteria for Noninvasive Follicular Thyroid Neoplasm With Papillarylike Nuclear Features. JAMA Oncol 4 : 1125-1126, 2018

31) Xu B, Scognamiglio T, Cohen PR, et al : Metastatic thyroid carcinoma without identifiable primary tumor within the thyroid gland: a retrospective study of a rare phenomenon. Human Pathol 65 : 133-139, 2017

32) Kihara M, Hirokawa M, Ito Y, et al : Final pathology findings after immediate or delayed surgery in patients with cytologically benign or follicular thyroid nodules. World J Surg 35 : 558-562, 2011

33) Haugen BR, Sawka AM, Alexander EK, et al : The ATA Guidelines on management of thyroid nodules and differentiated thyroid cancer task force review and recommendation on the proposed renaming of eFVPTC without invasion to NIFTP. Thyroid 27 : 481-483, 2017

34) Ferris RL, Nikiforov Y, Terris D, et al : AIINS Series: Do you know your guidelines? AHNS Endocrine Section Consensus Statement: State of-the-art thyroid surgical recommendations in the era of noninvasive follicular thyroid neoplasm with papillary-like nuclear features. Head & Neck 40 : 1881-1888, 2018

35) Valderrabano P, McIver B : Evaluation and management of indeterminate thyroid nodules: The revolution of risk stratification beyond cytological diagnosis. Cancer Cont 24 : 1-14, 2017

36) Kakudo K（ed）: Thyroid FNA Cytology, Differential Diagnosis and Pitfalls, 2nd ed. Springer Singapore, 2019; doi: 10.1007/978-981-13-1897-9

37) Kakudo K, Bychkov A. To the Editor. Cytologically Borderline Thyroid Nodules as a Key Target to Reduce Overdiagnosis and Overtreatment of Thyroid Cancer. Arch Pathol Lab Med 2019（accepted for publication）

38) Bychkov A, Jung CK, Liu Z, et al : Noninvasive follicular thyroid neoplasm with papillary-like nuclear features in Asian practice: Perspectives for surgical pathology and cytopathology. Endocrine Pathol 29 : 276-288, 2018

39) VanderLaan PA, Marqusee E, Krane JF : Features associated with locoregional spread of papillary carcinoma correlate with diagnostic category in the Bethesda system for reporting thyroid cytopathology. Cancer Cytopathol 120 : 245-253, 2012

40) Rago T, Scutari M, Latrofa F, et al : The large majority of 1520 patients with indeterminate thyroid nodule at cytology have a favorable outcome, and a clinical risk score has a high negative predictive value for a more cumbersome cancer disease. J Clin Endocrinol Metab 99 : 3700-3707, 2014

41) Liu X, Medici M, Kwong N, et al : Bethesda categorization of thyroid nodule cytology and prediction of thyroid cancer type and prognosis. Thyroid 26 : 256-261, 2016

42) Evranos B, Polat SB, Baser H, et al : Bethesda classification is a valuable guide for fine needle aspiration reports and highly predictive especially for diagnosing aggressive variants of papillary thyroid carcinoma. Cytopathology 28 : 259-267, 2017; doi: 10.1111/cyt.12384

43) Ali S, Cibas E : The Bethesda System for Reporting Thyroid Cytopathology: Definitions, Criteria, and Explanatory Notes, 2nd ed. Springer, New York, 2017

44) Higuchi M, Hirokawa M, Kanematsu R, et al : Impact of the modification of the diagnostic criteria in the 2017 Bethesda System for Reporting Thyroid Cytopathology: a report of a single institution in Japan. Endocr J 65 : 1193-1198, 2018

2 WHO 組織分類 第 4 版で提起されたいわゆる境界病変

a 被包性濾胞型腫瘍とは

2017 年に発刊された内分泌腫瘍の WHO 分類 第 4 版では，甲状腺濾胞上皮腫瘍に良性と悪性の中間 intermediate もしくは境界 borderline に相当する新たな疾患単位が提起された[1]．この境界病変に含まれるのは，「乳頭癌様核を有する非浸潤性甲状腺濾胞性腫瘍 noninvasive follicular thyroid neoplasm with papillary-like nuclear features（NIFTP）」と「悪性度不明 uncertain malignant potential（UMP）」と総称される分化型濾胞上皮腫瘍の一群である．

これらの境界病変を理解するために，被包性濾胞型腫瘍のカテゴリーを理解しておくとよい（図 1）．被包性濾胞型腫瘍とは線維性被膜を有する境界明瞭な結節で，内部は濾胞構造からなる分化型濾胞上皮腫瘍である．WHO 分類 第 3 版（2004 年）において被包性濾胞型腫瘍に含まれるのは，「濾胞腺腫」「濾胞癌」「被包性濾胞型乳頭癌 encapsulated follicular variant of papillary thyroid carcinoma（EFVPTC）」の 3 つである[2]．第 4 版で新たに提起された複数の境界病変は，いずれもこの被包性濾胞型腫瘍のカテゴリーに新たに含まれるものである．

被包性濾胞型腫瘍は，2 つの組織基準によって病理診断が行われてきた．1 つは乳頭癌に特徴的な核所見の有無であり，もう 1 つが被膜浸潤，血管浸潤によって評価される浸潤性増殖の有無である（図 2）．浸潤性増殖がなくとも乳頭癌の核所見が存在すれば濾胞型乳頭癌に分類され，乳頭癌の核所見がない場合には被膜浸潤があれば濾胞癌，なければ濾胞腺腫となる．

シンプルな分類ではあるものの，ルーチンの病理診断では核所見，浸潤所見の判断に悩むことがしばしば経験される．これは病理診断の observer variation の大きな要因にもなってきた．

具体的な例をあげると浸潤性増殖のない被包性濾胞型腫瘍で乳頭癌に特徴的な核所見が弱いか部分的である場合には，診断者によって良性腫瘍（濾胞腺腫）と悪性腫瘍

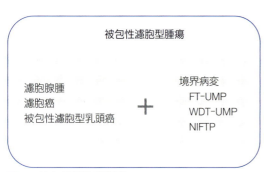

図 1 被包性濾胞性腫瘍
線維性被膜を有する境界明瞭な結節で，内部は濾胞構造からなる分化型濾胞上皮腫瘍．WHO 分類（第 4 版）で提起された境界病変は被包性濾胞型腫瘍に含まれる．

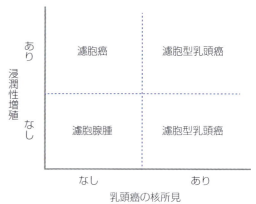

図 2 被包性濾胞型腫瘍の診断 WHO 分類（第 3 版）
乳頭癌の核所見の有無，浸潤性増殖の有無によって濾胞癌，濾胞腺腫，濾胞型乳頭癌に分類される．

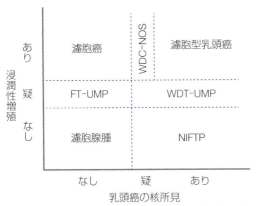

図3 被包性濾胞型腫瘍の診断 WHO 分類（第4版）
乳頭癌の核所見，浸潤性増殖はあり，疑わしい，なしの3段階で判定され，境界病変としてFT-UMP，WDT-UMP，NIFTPが加わる．

表1 WHO 分類（第4版）で提起された境界病変

FT-UMP
・被包性濾胞型腫瘍
・浸潤性増殖が疑わしい
・乳頭癌の核所見はない

WDT-UMP
・被包性濾胞型腫瘍
・浸潤性増殖が疑わしい
・乳頭癌の核所見がある，もしくは疑わしい

NIFTP
・被包性濾胞型腫瘍
・浸潤性増殖はない
・乳頭癌の核所見がある，もしくは疑わしい

（濾胞型乳頭癌）の判断が分かれてしまう[3,4]．また被膜浸潤，血管浸潤の判断にも差があり，良性腫瘍（濾胞腺腫）と悪性腫瘍（濾胞癌）が病理医間，施設間で異なることがある．一方で，浸潤性増殖のない被包性濾胞型乳頭癌は術後の再発，転移，死亡がないことが報告され[5,6]，被包性濾胞型腫瘍の良悪性に関しては乳頭癌の核所見の有無よりも，浸潤性増殖の有無に重きが置かれるようにもなった．

b WHO 分類 第4版の変更のポイント

これらの課題を背景として，WHO 分類 第4版では被包性濾胞性腫瘍の病理診断に関して改訂された点が2つある（図3）．1つは核所見と浸潤性増殖の判断法に変更が加えられたことである．第3版ではそれぞれの組織所見を"あり""なし"の2段階で判定することが前提であったが，第4版では"あり present""疑わしい questionable""なし absent"の3段階となった．"乳頭癌の核所見が疑わしい""浸潤性増殖が疑わしい"という病理学的判断が認められたことによって，ここに含まれる甲状腺腫瘍に対して新たな診断名が設けられた（表1）．

もう1つの改訂点は，浸潤性増殖のない被包性濾胞型乳頭癌に対して悪性を意味する"がん carcinoma"の呼称をやめ，極めて悪性度の低い腫瘍として NIFTP の診断名を用いることになった[5]．

病理所見としての"疑わしい questionable"というのはややわかりにくいが，病理医が判断に迷う，病理医間で意見が異なるという意味ではない．WHO 分類 第4版では，乳頭癌の核所見，被膜浸潤，血管浸潤に対して"疑わしい"の基準がある．まず乳頭癌の核所見は3ポイントスコア（0から3）での評価が推奨されている．

①大きさと形（核腫大，核の重畳，核の密集，核の伸長）
②核膜の不整（核形不整，核溝，核のしわ，核内細胞質封入体）
③クロマチンパターン（淡明核，すりガラス状核）

の3項目（①～③）の核所見を評価（1項目で1点）し，"乳頭癌の核所見が疑わしい"

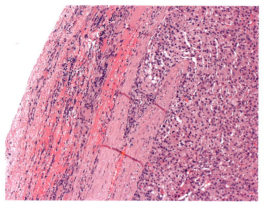

図4 被膜浸潤が疑わしい
腫瘍性被膜の中に腫瘍胞巣が侵入するが，完全には貫通していない．

とするには少なくとも核所見スコアが2点以上の必要がある．

"被膜浸潤が疑わしい"は，(1)腫瘍が被膜に侵入するが被膜を貫通していないもの(図4)，または(2)線維性被膜内に孤立した腫瘍胞巣がみられるものをいう．

"血管浸潤が疑わしい"は，(1)血管内の腫瘍胞巣で血管内皮の被覆や血栓付着を欠くもの，または(2)血管壁に近接する被膜内の腫瘍胞巣を指している．

WHO分類 第4版においては，被包性濾胞型腫瘍で浸潤性増殖が"ない"もしくは"疑わしい"場合には"がん carcinoma"の診断名を使用しないことが原則となった．この提起に従うとこれまでの濾胞型乳頭癌の一部はNIFTPに，微少浸潤型濾胞癌の一部がUMPに分類されることになる．言い方を変えると，浸潤性増殖が疑わしい被包性濾胞型腫瘍はすべてUMP，乳頭癌の核所見があっても浸潤性増殖がない腫瘍はNIFTPに分類される．以下にWHO分類 第4版で提起された個々の境界病変について述べる．

・悪性度不明の濾胞性腫瘍 follicular tumor of uncertain malignant potential（FT-UMP）：浸潤性増殖が疑わしい被包性濾胞型腫瘍のなかで，乳頭癌の核所見がない分化型濾胞上皮腫瘍を指す．被膜浸潤や血管浸潤が疑わしく，濾胞腺腫か微少浸潤型濾胞癌かの鑑別が問題となっていた腫瘍がこのFT-UMPに含まれる．

・悪性度不明の高分化腫瘍 Well-differentiated tumor of uncertain malignant potential（WDT-UMP）：浸潤性増殖が疑わしい被包性濾胞型腫瘍のなかで，乳頭癌の核所見があるかもしくは疑わしい分化型濾胞上皮腫瘍である．被包性濾胞型乳頭癌と診断されていた腫瘍の一部がWDT-UMPに相当する．

・NIFTP：浸潤性増殖がない被包性濾胞性腫瘍の中で，乳頭癌の核所見があるかもしくは疑わしい腫瘍である(図5，6)．NIFTPの診断基準は表2に示す[1]．被包性濾胞型乳頭癌と診断されていた腫瘍の一部がWHO分類 第4版ではNIFTPに含まれることになる．

良性と悪性の境界病変ではないが浸潤性増殖のある悪性の被包性濾胞型腫瘍で，乳頭癌の核所見が疑わしいものは**高分化癌 NOS** well-differentiated carcinoma〔NOS（WDC-NOS）〕と呼ぶ．核所見の判断によって微少浸潤型濾胞癌と濾胞型乳頭癌が鑑別となる分化型甲状腺癌の一部がWDC-NOSに分類される．

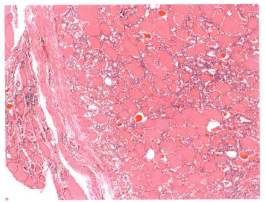

図5 NIFTP

境界明瞭な線維性被膜を有する結節．内部はコロイドが貯留する濾胞構造の増生からなる．被膜浸潤，血管浸潤はみられない．

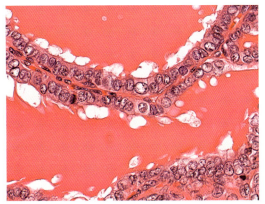

図6 NIFTP

濾胞構造を構成する濾胞上皮には核の腫大，核型不整，核溝，核内細胞質封入体，すりガラス状核を認める．

表2 NIFTPの診断基準　WHO分類（第4版）

1. 被包化もしくは境界明瞭な結節
2. 濾胞構造からなり，以下の3つをすべて満たす
　　乳頭状構造は1%未満，砂粒体なし，充実/索状/島状構造は30%未満
3. 乳頭癌に特徴的な核所見をみる（核所見スコア2〜3点）
4. リンパ管浸潤，血管浸潤なし
5. 腫瘍壊死なし
6. 核分裂像は3個未満/10HPF

引用文献

1) Lloyd RV, Osamura RY, Klöppel G, et al（eds）：WHO Classification of Tumours of Endocrine Organs, 4th ed. IARC, Lyon, 2017
2) DeLellis RA, Lloyd RV, Heitz PU, et al（eds）：World Health Organization classification of tumours. Pathology and genetics of tumors of endocrine organs. IARC press, Lyon, 2004
3) Hirokawa M, Carney J, Goellner J, et al：Observer variation of encapsulated follicular lesions of the thyroid gland. Am J Surg Pathol 26：1508-1514, 2002
4) Lloyd RV, Erickson LA, Casey MB, et al：Observer variation in the diagnosis of follicular variant of papillary thyroid carcinoma. AM J Surg Pathol 28:1336-1340, 2004
5) Kakudo K, Bay Y, Liu Z, et al：Encapsulated papillary thyroid carcinoma, follicular variant：a misnomer. Pathol Int 62：155-160, 2012
6) Nikiforov YE, Seethala RR, Tallini G, et al：Nomenclature revision for encapsulated follicular variant of papillary thyroid carcinoma：a paradigm shift to reduce overtreatment of indolent tumors. JAMA Oncol 2：1023-1029, 2016

3 NIFTP の細胞診判定

a 通常型乳頭癌と濾胞型乳頭癌

　甲状腺乳頭癌には，通常型(古典的)乳頭癌のほかに様々な組織亜型が知られている．そのなかで最も多いものは濾胞型乳頭癌であり，欧米では乳頭癌全体の10～30%を占めるとされている[1,2]．一方，日本やアジアの国々では，濾胞型乳頭癌は比較的少なく数%程度と報告されている[3,4]．理由は明らかではないが，人種や遺伝的背景，環境や生活習慣などの違いの他に診断基準が異なる可能性についても指摘されている．

　濾胞型乳頭癌は濾胞状増殖よりなる腫瘍で乳頭状増殖を示さない点が特色であるが，濾胞型乳頭癌では乳頭癌の診断根拠である核所見が通常型乳頭癌に比べると明瞭ではないことが多く，細胞診では疑陽性判定にとどまる症例も少なくない．また，遺伝子変異については，濾胞型乳頭癌には *BRAF* 変異を示すタイプと *RAS* 変異を示すタイプの2つがみられる．被包型はRAS型で濾胞腺腫に類似の性格をもつのに対し，浸潤型ではBRAF型で通常型乳頭癌に類似の性格をもつとされる[2]．

b 非浸潤性濾胞型乳頭癌から NIFTP への改名

　非浸潤性濾胞型乳頭癌は非常に予後良好で，切除後の再発や転移はほとんど認められないという理由から，2016年，Nikiforovら[5]によって非浸潤性濾胞型乳頭癌をNIFTP（Non-invasive follicular tumor with papillary-like nuclear feature，乳頭癌様の核所見を有する非浸潤型濾胞性腫瘍）と改名し，乳頭癌のサブタイプから除外することが提唱された．

　2017年には，WHO分類　第4版にNIFTPという診断名が新たに設けられ，ICD-Oコード8349/1の境界病変に分類されることとなった[6]．また，甲状腺細胞診ベセスダシステム2017年改訂版においても，NIFTPを新たな疾患概念として濾胞型乳頭癌とは別の疾患として扱うこととなった[2]．

c NIFTP 導入の影響

　NIFTPの導入により，これまで悪性のカテゴリーに分類されていた疾患が悪性ではないということになったため，甲状腺細胞診の悪性の危険度に大きな影響を与えることになった．甲状腺ベセスダシステム2017年版では，NIFTP導入による悪性の危険度の変化が数値で示されている[7]．

　最も大きな影響を受ける診断カテゴリーは「悪性の疑い」で，およそ5～15%の低下をみることになる．「悪性」のカテゴリーについては，濾胞型乳頭癌では悪性と診断される症例が比較的少ないこともあって，3%ほどの低下に留まるとされている．

　NIFTPや濾胞型乳頭癌の頻度の少ない本邦においては，NIFTP導入による細胞診成績への影響は僅かであるという報告もある[8]．しかしながら，影響はわずかとはいっても，細胞診で癌と診断された症例が，切除してみたら癌ではなかったということは明らかな誤診である．したがって，NIFTP導入の影響としては，細胞診における誤診 false-positive の増加が最も懸念されるところである．

208　　Ⅲ　NIFTP をめぐる諸問題

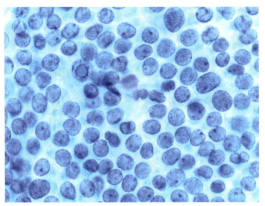

図1 核内細胞質封入体とすりガラス状クロマチン（通常型乳頭癌）（塗抹法）

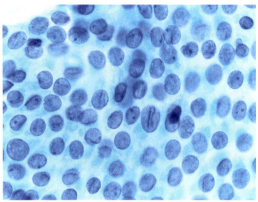

図2 核の溝とすりガラス状クロマチン（通常型乳頭癌）（塗抹法）

d NIFTPによる誤診の防止

　NIFTPの導入により生じる細胞診の誤診を防止するため，甲状腺ベセスダシステム2017年版ではNIFTPを疑う症例は「悪性」のカテゴリーに入れないよう推奨している[2]．しかしながら，ここで問題となるのは，NIFTPと浸潤性濾胞型乳頭癌を細胞診で鑑別することができるかという点である．NIFTPのほうが浸潤性濾胞型乳頭癌より核異型が軽いという報告もみられる[9]が，多くはNIFTPと浸潤性濾胞型乳頭癌の細胞学的鑑別は極めて困難あるいは不可能と報告されている[10,11]．そのため，現状ではNIFTPと浸潤性濾胞型乳頭癌は細胞診では鑑別できないというのが一般的な見解である．

　この点は濾胞性腫瘍における濾胞腺腫と濾胞癌の関係と同様である．したがって，NIFTPを疑う症例というのは，すなわち濾胞型乳頭癌を疑う症例を指すということになり，結果的に濾胞型乳頭癌と通常型乳頭癌を鑑別することによって，NIFTP導入による細胞診の誤診を防ぐというのが最も合理的な方法である．

e 濾胞型乳頭癌と通常型乳頭癌の細胞所見

　乳頭癌の細胞診において，核内細胞質封入体，核の溝，すりガラス状クロマチン，核の腫大などの核所見（図1〜3）が最も重要であることは良く知られている[1,2,12]．これらの核所見は乳頭癌と良性病変を鑑別するには極めて重要な所見であるが，濾胞型乳頭癌と通常型乳頭癌の鑑別についてはあまり役立たない[13]．濾胞型乳頭癌と通常型乳頭癌の鑑別には，乳頭癌でみられる核以外の所見，すなわち細胞集塊や標本の背景の所見（図4〜10）が有用である[13]．

　このような観点で，NIFTP，浸潤性濾胞型乳頭癌，通常型乳頭癌の三者について，11項目の細胞所見を比較検討した研究[14]では，NIFTPと浸潤性濾胞型乳頭癌は非常に良く似た結果を示したが，通常型乳頭癌はNIFTPおよび浸潤性濾胞型乳頭癌とは異なる結果を示した（表1）．

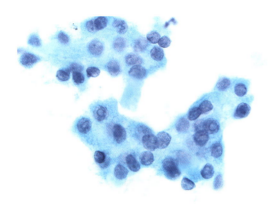

図3 核内細胞質封入体，核の溝，すりガラス状クロマチン（濾胞型乳頭癌）（塗抹法）

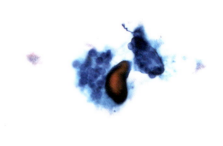

図4 小濾胞状集塊と濃縮した滴状コロイド（濾胞型乳頭癌）（塗抹法）

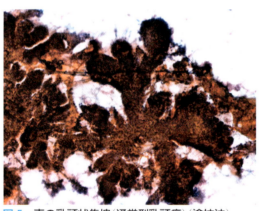

図5 真の乳頭状集塊（通常型乳頭癌）（塗抹法）

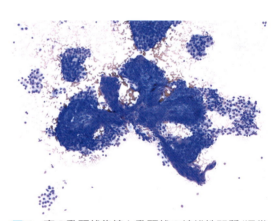

図6 真の乳頭状集塊と乳頭状の線維性間質（通常型乳頭癌）（塗抹法，ディフクイック染色）

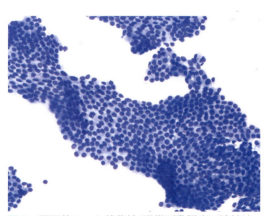

図7 平面的シート状集塊（通常型乳頭癌）（塗抹法，ディフクイック染色）

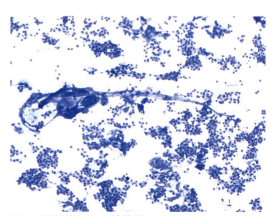

図8 平面的シート状集塊とロービーコロイド（中央）（通常型乳頭癌）（塗抹法，ディフクイック染色）

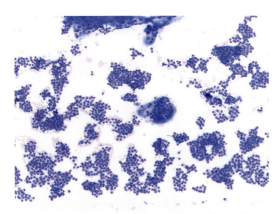

図9 平面的シート状集塊と多核巨細胞（中央）（通常型乳頭癌）（塗抹法，ディフクイック染色）

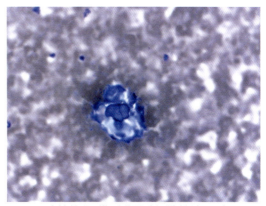

図10 砂粒体（通常型乳頭癌）（塗抹法，ディフクイック染色）

表1 NIFTP，濾胞型乳頭癌，通常型乳頭癌の細胞所見の比較

細胞所見	NIFTP	濾胞型乳頭癌	通常型乳頭癌	χ二乗検定（NIFTP vs 濾胞型乳頭癌）	χ二乗検定（NIFTP vs 通常型乳頭癌）
核内細胞質封入体	63%（22/35）	65%（28/43）	93%（119/128）	p=0.836	p<0.001
核の溝	100%（35/35）	93%（40/43）	100%（128/128）	p=0.111	ND
すりガラス状クロマチン	97%（34/35）	98%（42/43）	99%（127/128）	p=0.883	p=0.322
乳頭状集塊	0%（0/35）	0%（0/43）	62%（79/128）	ND	p<0.001
平面的シート状集塊	57%（20/35）	40%（17/43）	100%（128/128）	p=0.121	p<0.001
小濾胞状集塊	100%（35/35）	100%（43/43）	46%（59/128）	ND	p<0.001
濃縮した滴状コロイド	86%（30/35）	79%（34/43）	41%（53/128）	p=0.447	p<0.001
ロービーコロイド	0%（0/35）	0%（0/43）	29%（37/128）	ND	p<0.001
多核巨細胞	0%（0/35）	2%（1/43）	48%（62/128）	p=0.364	p<0.001
砂粒体	0%（0/35）	0%（0/43）	8%（10/128）	ND	p=0.088
嚢胞様背景	0%（0/35）	5%（2/43）	18%（23/128）	p=0.196	p=0.007

〔Koshikawa T, Fujita N, Ueda N, et al : Important cytological findings for distinction between follicular variant and conventional papillary thyroid carcinoma, including noninvasive follicular thyroid tumors with papillary-like nuclear features. Endocr J ; doi : 10.1507/endocrj.EJ18-0525, 2019 より転載〕

　核所見については，核内細胞質封入体は通常型乳頭癌に比べNIFTPと浸潤性濾胞型乳頭癌では少ない傾向を示したが，核の溝とすりガラス状クロマチンは三者間での差はみられず，核の所見から通常型乳頭癌をNIFTPや浸潤性濾胞型乳頭癌と明確に鑑別することは困難であった．一方，乳頭状細胞集塊，平面的シート状細胞集塊，ロービーコロイド，多核巨細胞，砂粒体，嚢胞様背景などの核以外の所見はいずれも通常型乳頭癌に多くみられた．逆に，小濾胞状細胞集塊と濃縮した滴状のコロイドはNIFTPと浸潤性濾胞型乳頭癌で多くみられ，通常型乳頭癌とNIFTPおよび浸潤性濾胞型乳頭癌では明確な差がみられた．

表2　得点化に用いる細胞所見8項目

細胞所見	得点	細胞所見の評価基準と注意点
(1) 核内細胞質封入体	1	封入体の内部に細胞質の成分をもつものだけをカウントする. 中身のない空胞はカウントしない. パパニコロウ染色では封入体の周囲にクロマチンの凝集がみられる点にも注目する.
(2) 核の溝	1	1個の核に複数(2本以上)の溝を認めるものだけをカウントする. 1個の核に1本の溝だけの場合はカウントしない.
(3) すりガラス状クロマチン	1	繊細で粉末状の核クロマチンを認める場合にカウントする. 通常核は淡明であるが, 核の濃度は固定や染色の条件により異なるため淡明でなくても核クロマチンが粉末状であればカウントする. 顆粒状の核クロマチンはカウントしない.
(4) 乳頭状細胞集塊	1	細胞集塊の内部に乳頭状の線維成分をもつ真の乳頭状集塊だけをカウントする. 線維成分のないものはカウントしない. 放射状の線維成分は乳頭状集塊の特徴なのでカウントするが, 網の目のように細胞集塊の周囲を取り巻く線維成分は濾胞状集塊の特徴なのでカウントしない.
(5) ローピーコロイド	1	チューインガムを細長く引き伸ばしたようなコロイドをカウントする. 類円形や楕円形のコロイドは濾胞状病変の特徴なのでカウントしない.
(6) 多核巨細胞	1	組織球様の多核巨細胞で細胞質が均一で泡沫状でないものをカウントする. 泡沫状の多核細胞は多核のマクロファージ(泡沫細胞)なのでカウントしない.
(7) 砂粒体	1	同心円状の構造をもつ石灰化小体をカウントする. 中心はオレンジ色に染まり周囲を腫瘍細胞が取り巻くものが多い. メイ・ギムザ染色では青紫色に染まり, 同心円構造は不明瞭である.
(8) 囊胞様背景	1	背景に多数の泡沫細胞や液状成分を認める場合にカウントする. 泡沫細胞が少数の場合はカウントしない.

〔Koshikawa T, Fujita N, Ueda N, et al : Important cytological findings for distinction between follicular variant and conventional papillary thyroid carcinoma, including noninvasive follicular thyroid tumors with papillary-like nuclear features. Endocr J ; doi : 10.1507/endocrj.EJ18-0525, 2019 より一部加筆〕

f　NIFTPと通常型乳頭癌の細胞学的鑑別法

　核内細胞質封入体, 核の溝, すりガラス状クロマチンの3項目の所見に, NIFTPと通常型乳頭癌の鑑別に有用と思われる核以外の所見5項目〔乳頭状細胞集塊(図5〜6), ローピーコロイド(図8), 多核巨細胞(図9), 砂粒体(図10), 囊胞様背景〕を加えた8項目の所見(表2)について得点化した成績[14]では, NIFTP, 浸潤性濾胞型乳頭癌, 通常型乳頭癌の総得点の平均値はそれぞれ2.60±0.55, 2.63±0.62, 4.57±0.99を示した(表3).

　この結果から, 通常型乳頭癌とNIFTPおよび浸潤性濾胞型乳頭癌の間では細胞学的鑑別は可能であるが, NIFTPと浸潤性濾胞型乳頭癌との細胞学的鑑別は困難であることが示された. また, NIFTPは全症例が総得点3点以下であることから, 総得点4点以上の症例はすべて悪性であるということになる. したがって, 通常型乳頭癌症例のうち総得点4点以上を示した112例(87.5％；112/128)は細胞診で「悪性」のカテゴリーに分類できるということになる. 結論として, 総得点4点以上, すなわち8項目中4項目以上の所見を認める場合は, 通常型乳頭癌として「悪性」と診断することが可能であるが, 逆に8項目中3項目以下の症例はNIFTPや浸潤性濾胞型乳頭癌の

表3 NIFTP，浸潤性濾胞型乳頭癌，通常型乳頭癌における細胞所見得点化の成績

総得点	NIFTP	濾胞型乳頭癌	通常型乳頭癌
7			2%（3/128）
6			13%（17/128）
5			38%（48/128）
4		2%（1/43）	34%（44/128）
3	63%（22/35）	63%（27/43）	11%（14/128）
2	34%（12/35）	30%（13/43）	2%（2/128）
1	3%（1/35）	5%（2/43）	
平均値	2.60 ± 0.55	2.63 ± 0.62	4.57 ± 0.99

〔Koshikawa T, Fujita N, Ueda N, et al : Important cytological findings for distinction between follicular variant and conventional papillary thyroid carcinoma, including noninvasive follicular thyroid tumors with papillary-like nuclear features. Endocr J ; doi : 10.1507/endocrj.EJ18-0525, 2019 より転載〕

可能性があるため「悪性」のカテゴリーには分類せず，「悪性の疑い」または「濾胞性腫瘍」のカテゴリーに分類する必要がある．

　以上の結果から，細胞診で通常型乳頭癌とNIFTPや濾胞型乳頭癌を鑑別するためには，核所見（核内細胞質封入体，核の溝，すりガラス状クロマチンの3項目）だけでなく，細胞集塊や背景の所見（特に乳頭状細胞集塊，ロピーコロイド，多核巨細胞，砂粒体，囊胞様背景の5項目）にも注意を払う必要がある．これらの所見が通常型乳頭癌の特徴を満たさない場合（8項目中3項目以下）には，NIFTPの可能性があるため「悪性」の診断カテゴリーに分類しないようにすることが細胞診の誤診を防止するために重要である．

g 乳頭癌の細胞診で特に注意すること

　NIFTPと浸潤性濾胞型乳頭癌の細胞学的鑑別は極めて困難であるという理由で，現実的な方法として濾胞型乳頭癌と通常型乳頭癌を鑑別することによって，NIFTPによる細胞診の誤診を防ぐことが推奨される．具体的な鑑別方法として乳頭状細胞集塊，ロピーコロイド，多核巨細胞，砂粒体，囊胞様背景などの核以外の所見に注目することが大切である．

　なお，NIFTPと浸潤性濾胞型乳頭癌の鑑別には，細胞診より超音波検査[4,15]や遺伝子検査[2,16]が有用とされるので，細胞診断を確定する際にこれらの結果を参照することも大切である．特に超音波検査の結果が境界明瞭な腫瘍で良性腫瘍を疑うような所見であれば，核が乳頭癌の所見であっても，NIFTPの可能性を考慮するような慎重な配慮が望まれる．

引用文献

1) Ramzy I : Thyroid and parathyroid glands, Papillary carcinoma. In: Clinical cytopathology and aspiration biopsy, 2nd ed. pp373-376, McGraw-Hill, New York, 2001

2) Pusztaszeri MP, Auger M, Stelow EB, et al : Follicular variant and NIFTP. In: Ali SZ, Cibas ES（eds）: The Bethesda System for reporting thyroid cytopathology. Definitions, criteria and explanatory notes, 2nd ed. pp131-135, Springer, New York, 2017

3) Bychkov A, Hirokawa M, Jung CK, et al : Low rate of NIFTP in Asian practice. Thyroid 27 : 983-984, 2017

4) Hirokawa M, Higuchi M, Suzuki A, et al : Noninvasive follicular thyroid neoplasm with papillary-like nuclear features: a single-institutional experience in Japan. Endocr J 28 : 1149-1155, 2017

5) Nikiforov YE, Seethala RR, Tallini G, et al : Nomenclature revision for encapsulated follicular variant of papillary thyroid carcinoma: a paradigm shift to reduce overtreatment of indolent tumors. JAMA Oncol 2 : 1023-1029, 2016

6) Nikiforov YE, Ghossein RA, Kakudo K, et al : Non-invasive follicular thyroid neoplasm with papillary-like nuclear features. In: Lloyd RV, Osamura RY, Klöppel G, et al（eds）: WHO classification of tumors of endocrine organs, 4th ed. pp78-80, IARC, Lyon, 2017

7) Baloch ZW, Cooper DS, Gharib H, et al : Overview of diagnostic terminology and reporting. In: Ali SZ, Cibas ES（eds）: The Bethesda System for reporting thyroid cytopathology. Definitions, criteria and explanatory notes, 2nd ed. pp1-6, Springer, New York, 2017

8) Higuchi M, Hirokawa M, Kanematsu R, et al : Impact of the modification of the diagnostic criteria in the 2017 Bethesda System for Reporting Thyroid Cytopathology: a report of a single institution in Japan. Endocr J, 2018; doi: 10.1507/endocrj.EJ18-0290

9) Ibrahim AA, Wu HH : Fine-needle aspiration cytology of noninvasive follicular variant of papillary thyroid carcinoma is cytomorphologically distinct from the invasive counterpart. Am J Clin Pathol 146 : 373-377, 2016

10) Strickland KC, Vivero M, Jo VY, et al : Preoperative cytologic diagnosis of noninvasive follicular thyroid neoplasm with papillary-like nuclear features: a prospective analysis. Thyroid 26 : 1466-1471, 2016

11) Maletta F, Massa F, Torregrossa L, et al : Cytological features of "noninvasive follicular thyroid neoplasm with papillary-like nuclear features" and their correlation with tumor histology. Hum Pathol 54 : 134-142, 2106

12) Orell SR, Sterrett GF, Walters MN-I, : Papillary carcinoma. In: Manual and atlas of fine needle aspiration cytology, 4th ed. pp128-134, Churchill-Livingstone, London, 1999

13) Koshikawa T, Fujita N, Ueda N, et al : Differences between follicular variant and conventional papillary thyroid carcinoma according to fine-needle aspiration cytology. J Bas Clin Med 7 : 1-7, 2018

14) Koshikawa T, Fujita N, Ueda N, et al : Important cytological findings for distinction between follicular variant and conventional papillary thyroid carcinoma, including noninvasive follicular thyroid tumors with papillary-like nuclear features. Endocr J ; doi : 10.1507/endocrj.EJ18-0525, 2019

15) Hahn SY, Shin JH, Lim HK, et al : Preoperative differentiation between noninvasive follicular thyroid neoplasm with papillary-like nuclear features（NIFTP）and no-NFTP. Clin Endocrinol （Oxf）86 : 444-450, 2017

16) Fakhruddin N, Jabbour M, Novy M, et al : BRAF and NRAS mutations in papillary thyroid carcinoma and concordance in BRAF mutations between primary and corresponding lymph node metastases. Sci Rep 7 : 4666-4677, 2017

4 細胞診専門医・病理専門医からみた NIFTP

NIFTP（noninvasive follicular thyroid neoplasm with papillary-like nuclear features）は，米国での濾胞型乳頭癌の過剰診断を背景にして，2016年に Nikiforov らにより提唱された境界概念（borderline concept）である．

この NIFTP は「これまで癌と診断されていたものが癌ではなくなる」ということから，米国では発表当初より大きな話題を呼び，雑誌掲載後1年あまりで WHO 分類第4版（2017年）に入れられた．その後に検討した結果，NIFTP の組織細胞診には様々な問題があることもわかってきた．特に，米国とその他の諸国（日本を含む）では，NIFTP の診断率に大きな差がみられる点である．本項では，NIFTP の腫瘍概念，診断法，実際の診断，診断上の問題点を述べ，最後に病理医としての立場からの NIFTP を総括していくことにする．

a 被包性濾胞型乳頭癌と NIFTP

濾胞型乳頭癌は，その増殖形態から非被包性と被包性に大別され，被包性はさらに浸潤性（被膜・血管浸潤があるもの）と非浸潤性（被膜・血管浸潤があるもの）に分けることができる（図1）．すなわち，これまで被包性濾胞型乳頭癌と診断された腫瘍のうち，被膜・血管浸潤像がないものを NIFTP と呼ぶことになったのである．NIFTP は「血管・被膜浸潤像がない被包性濾胞型乳頭癌」と同義語であるが，予後がよいために乳頭癌様の核を有する非浸潤性甲状腺腫瘍 non-invasive follicular thyroid neoplasm with papillary-like nuclear features という名前で，「癌」という言葉を使わない．ただし，この腫瘍は良性というカテゴリーにも入らず，境界概念として扱われる（図2）．一方，WHO 分類 第4版では，他の境界病変である WDT-UMP，FT-UMP

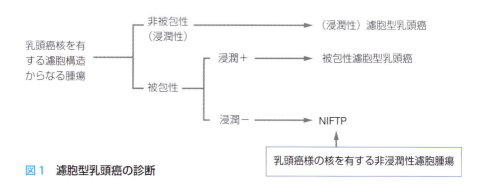

図1 濾胞型乳頭癌の診断

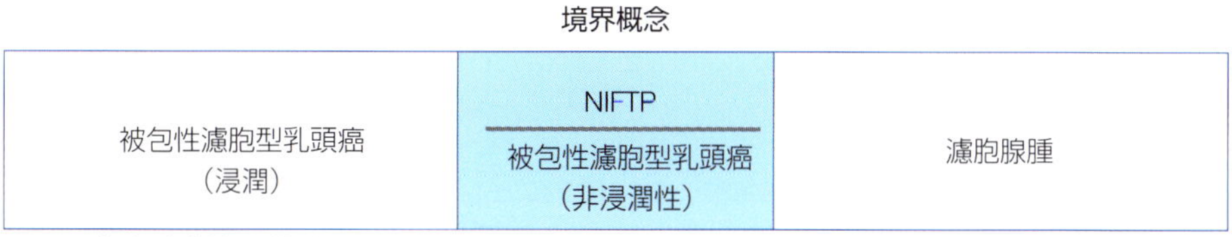

図2 濾胞形成性甲状腺腫瘍の診断

表1 NIFTPの診断

		被膜・血管浸潤像		
		確実	疑い	なし
乳頭癌核所見	確実	被包性濾胞型乳頭癌	WDT-UMP	NIFTP
	疑い	WDC-NOS		
	なし	濾胞癌	FT-UMP	濾胞腺腫

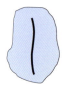

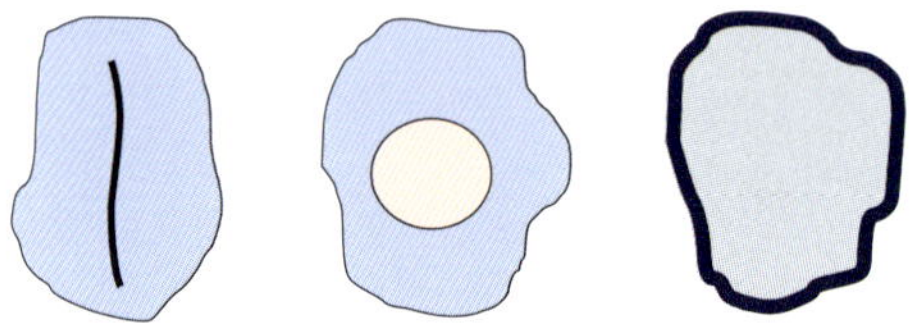

核の溝　　核内細胞質封入体　　すりガラス状核

図3　乳頭癌の核所見

などとの関係を図示化している．NIFTPは被膜・血管浸潤像がなく，乳頭癌の核所見が疑い，ないしは確実なものとしている(表1)．

もともと被包性濾胞型乳頭癌は，組織診断において問題が多い腫瘍 problematic tumor として知られてきた．なぜなら，乳頭癌の核所見の量的，質的な基準に客観性が乏しいためである．つまり，乳頭癌の核所見が部分的だったり，典型的でなかったりすると，濾胞腺腫や腺腫様結節などとの鑑別が問題となる．実際，病理医間での診断の差 observer variation を見るために行った同一症例(濾胞形成性腫瘍)を用いた検討では，米国の甲状腺病理医は日本の甲状腺病理医よりも乳頭癌の診断率が数倍高いという結果を得た．つまり，米国の病理医は日本の病理医に比較して，乳頭癌の核所見を広くとり，その結果，日本では良性と診断される病変が，米国の病理医では悪性と診断されていることになる．

近年，米国では濾胞型乳頭癌の診断が増加し(乳頭癌のなかで頻度が最も高い)，それに対する過剰診断，過剰治療が問題となっていた．そのような事情を背景にして出現したのがNIFTPという概念である．つまり，NIFTPは良性でもなく，悪性ともいえない"境界病変"として扱われる．この腫瘍が提唱された背景には，米国における濾胞型乳頭癌の過剰診断と医療保険の問題が密接にかかわっていると思われる．

b 乳頭癌の核所見とは

乳頭癌の診断は核所見で規定されているが，その核所見とはどのようなものかを理解する必要がある．基本的には，核の腫大/重積，核の溝，核内細胞質封入体，すりガラス状核などの所見が一般的に知られている(図3)．NIFTPの診断にはこれらの核所見のスコア化が図られている[1]．

核溝 nuclear groove とは，乳頭癌細胞の核の長軸方向に1本から，時に数本みら

れるクロマチンに濃染する縦の線である．この所見は，核のしわ nuclear crease ある
いはクロマチン稜線 chromatin ridge などとも呼ばれている．この乳頭癌細胞の核に
みられる溝は，核膜の彎入 indentation であることが報告されている．Chan ら[2]は甲
状腺乳頭癌の全例（100％）に核溝を認め，その78％では大部分の腫瘍細胞でこの所見
を観察したことを報告している．筆者らの検討でも検索した乳頭癌の全例でこの核所
見を認めているが，核内細胞質封入体に比べると特異性は落ちるようである．核溝は
濾胞腺腫，腺腫様甲状腺腫，慢性甲状腺炎にも認めることがある．

　乳頭癌にみられる核溝は，卵巣のブレンナー腫瘍や顆粒膜細胞腫の腫瘍細胞に認め
られる，いわゆる「コーヒー豆様核 coffee bean-like nuclei」に類似する．しかし，こ
れよりも複雑で，皮膚のランゲルハンス細胞やリンパ節樹枝状細胞にみられる核所見
により類似している．

　核内細胞質封入体は，核膜の陥入により生じた封入体様の核内構造（偽封入体）で，
通常，形は円形で色は弱好酸性から白色である．この所見はすりガラス状核で見るこ
とは少なく，むしろそのような人工的変化を受けていないクロマチンの分布が均一な
核に認めることが多い．また，乳頭状構造部よりもむしろ濾胞状構造部で容易に発見
できる．なお，前述のようにこの偽封入体は核膜の陥入によって起こると考えられて
いるが，複雑な核形態を示す腫瘍細胞に多く見出されるわけではない．核内細胞質封
入体の出現頻度は，46〜100％と報告により差がみられるが，多くは70〜90％であ
る．自験例では，乳頭癌症例88％で本所見は観察しうるが，簡単にこの所見が発見
できるほど多数出現するものは14％程度であった．

　Oyama[3]は，乳頭癌の60％に光学顕微鏡400倍の1視野中に核内細胞質封入体が1〜
2個であると報告した．このことから，観察する細胞数が少ない細胞診では，核内細
胞質封入体を見出すことは難しいように思えるが，実際には細胞診ではより小型の核
内細胞質封入体も見出されるため，甲状腺乳頭癌の吸引細胞診の報告をみると出現率
は79〜90％と組織診とほぼ同じである．Gray と Doniach[4]は，電顕的観察から乳頭
癌細胞の核縁はしばしば複雑な入り組みや陥入 invagination を示し，この核縁の陥
入が切れ方により核内封入体様に見えることを示唆した．それゆえ，乳頭癌の核内封
入体は真の封入体ではなく，いわゆる偽封入体 pseudoinclusion といえる．乳頭癌細
胞の核内封入体は内部にはミトコンドリア，小胞体，リボゾームなどの小器官を見る
（核内細胞質封入体）．

　核内細胞質封入体は，他の甲状腺疾患ではほとんど出現しない診断的価値のある所
見といわれているが，濾胞腺腫や濾胞癌でも稀に認めることがあるし，髄様癌でみら
れることも稀でない．また甲状腺以外では，副腎の褐色細胞腫，皮膚の母斑細胞性母
斑や悪性黒色腫，肺の高分化腺癌でも高頻度にみられ，軟部腫瘍では脂肪肉腫の細胞
で類似した構造を認める．

　すりガラス状核 ground glass nuclei は，ホルマリン固定パラフィン切片の乳頭癌
細胞で認められる所見で，凍結切片や液状処理標本による細胞診では不明瞭である．
このすりガラス状核とは核内クロマチンが核膜に偏在し，そのため核膜が厚く，内部
がすりガラス状に明るく見えるものである．この核所見は50〜80％の例で観察され
ることが報告されており，さらに大部分の腫瘍細胞がこの核所見を呈するのは22％

表2 NIFTP の診断基準

1. 被包性ないしは境界明瞭結節 [a]

2. 濾胞構造からなる [b]
   ・乳頭状構造1％以下
   ・砂粒体なし
   ・充実性 / 索状構造30％以下

3. 核所見スコア：2〜3

4. 被膜・血管浸潤像なし [c]

5. 壊死像がない

6. 核分裂像が低頻度 [d]

a：種々の厚さ被膜に包まれる，あるいは境界明瞭な結節.
b：小濾胞性，中濾胞性，大濾胞性でコロイドを容れる.
c：被膜部位における適切な量の顕微鏡的検索.
d：核分裂像が高頻度とは400倍10視野で3個以上をいう.

表3 NIFTP の核所見スコア

項目	所見
核の大きさ・形態	腫大，重積，密集伸長
核膜の不整	核縁不整，核の溝，偽封入体（核内細胞質封入体）
特徴的なクロマチン	核膜が肥厚し明るくなる，すりガラス状

※スコア合計：0〜1は良性結節，2〜3は NIFT

程度である．自験例ではすりガラス状核の出現率は73％で，大部分の腫瘍細胞がこの核所見を呈するのは25％であった．濾胞性腫瘍や腺腫様甲状腺腫でも上皮細胞の核がやや明るくなることがある.

以上より，乳頭癌の診断は核所見によるものの，個々の核所見だけで診断されるものではなく，いくつかの核所見の組み合わせによってなされるものである．しかしながら，これらの核所見には，量的な基準や質的基準がこれまでもなされておらず，そのことが過剰診断につながるといわれている.

c NIFTP の診断基準

NIFTP の診断に際しては，Nikiforov らが提唱した診断基準を用いることなる[1]．記述されている診断基準の大項目は，①被包性ないし境界明瞭な結節であること，②濾胞状構造からなること，③乳頭癌の核所見（スコア2〜3）を有することとともに，④被膜・血管浸潤像がないこと，⑤壊死がないこと，⑥核分裂像が低頻度であること，などがあげられている（表2）．大項目の①と②は境界明瞭な濾胞形成性腫瘍ということであり，⑤と⑥の壊死や高頻度の細胞分裂像は高悪性度の甲状腺腫瘍（低分化癌や未分化癌）で出現するもので，診断上で問題となることはあまりないだろう．④の被膜血管浸潤像については，濾胞性腫瘍の診断基準が適応となる.

この診断基準のなかで最も重要な点は，核所見についてはスコア化していることである（表3）．すなわち，核の所見を 1）核の大きさ・形態，2）核膜不整，3）特徴的なクロマチンの3項目に分け，それぞれの項目で特徴的所見があれば1点とする．スコア0ないし1は腺腫様結節や濾胞腺腫などの良性結節，スコア2〜3は NIFTP と診断しうると規定している．このスコア化の評価をした結果，感度が86.5％，特異度が80.8％で，全体の正確度 overall accuracy は85.5％だった．さらに，新しい症例（28例）をこのスコア化で診断してみると，スコア0〜1，2〜3の2グループでは，感度が98.6％，特異度が90.1％で，分類正確度が94.3％であったと報告されている.

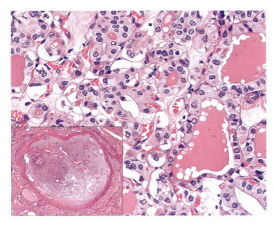

図4　症例1

厚い線維性被膜に囲まれ，浸潤像はない．腫瘍は小型濾胞の増殖からなり，核縁の不整や核内細胞質封入体などを認めた．

核所見をスコア化することは有用と思われるが，それぞれの項目で特徴的所見があげられている（表3）．まず，「核の大きさ，形態の項目」では，核が腫大していればスコア1になる．次に，「核膜不整の項目」では，核の溝，核内細胞質封入体を認めればスコア1．「特徴的なクロマチンの項目」では，すりガラス状核や核の明清化があればスコア1になる．3項目のスコアの合計が2～3になればNIFTPと診断することになる．このスコアリングシステムは所見の整理には有用であるが，量的な規定がないので混乱を招く懸念がある．例えば，多くの腫瘍は核が腫大しているので少なくともスコア1になる．さらに核縁の不整（特に核の溝）がみられれば，合計がスコア2となりNIFTPと診断されてしまうのである．そもそも，核の溝 grooved nuclei は乳頭癌では100％みられる所見であるが，この所見の特異性は低く，部分的であれば濾胞腺腫や腺腫様甲状腺腫でもしばしばみられる所見である．つまり，スコア2のようなあいまいな核所見をとると，現在日本で濾胞腺腫や腺腫様結節と診断されている結節がNIFTPと診断されることになる．一方，もう1つの項目のすりガラス状核の出現率は固定液の種類，濃度，固定時間などに左右されてしまう．確かに乳頭癌の核所見の特徴ではあるが，核縁の不整なしに核の腫大と明清化だけでスコア2になりNIFTPとされるのには疑問といわざるをえない．

日常の診断において，明らかな濾胞腺腫や腺腫様結節とみなされるものでもスコア2になるものがあり，そのような腫瘍では follicular adenoma/NIFTP, adenomatous nodule/NIFTP と診断してみるのも一法と思われる．

d　NIFTP診断の実際

症例1（図4）は，結節は境界明瞭で，組織像は濾胞構造からなる．明らかな被膜血管浸潤像はない．問題は核所見で，核の腫大は明瞭（スコア1），核縁の不整は明らかでいわゆる"核の溝 grooved nuclei"や"偽封入体 pseudoinclusion"を認める（スコア1），クロマチンパターンはすりガラス状（スコア1）．スコアの合計は3でNIFTPとして矛盾しない．

症例2（図5）は，結節は境界明瞭で，組織像は濾胞構造からなる．明らかな被膜血管浸潤像はない．腫瘍細胞の核腫大は明瞭（スコア1），核縁の不整は明らかでいわゆ

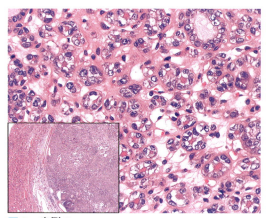
図5 症例2

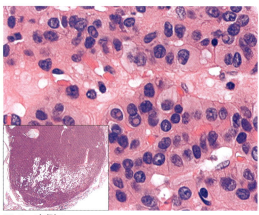
図6 症例3

る"核の溝 grooved nuclei"もある(スコア1). クロマチンパターンはすりガラス状ではない(スコア0). 診断は NIFTP としうる.

症例3(図6)は, 結節は境界明瞭で, 組織像は濾胞構造からなる. 明らかな被膜血管浸潤像はない. 腫瘍細胞の核腫大は明瞭(スコア1), 核縁の不整は弱いが核内細胞質封入体を多数認めた(スコア1). クロマチンパターンはすりガラス状ではない(スコア0). 診断は NIFTP.

e NIFTP 診断の問題点

現在までの報告を見ると, NIFTP の頻度は米国のものよりかなり低く問題とならないレベルである(約1％程度). ところが, NIFTP は悪性ではないが, 良性ともいえない腫瘍で, 臨床的な対応も難しい. 病理医は, 乳頭癌の核所見が十分にそろった場合(スコア2でも核内細胞質封入体がみられる場合およびスコア3), すなわち非浸潤性被包性濾胞型乳頭癌に NIFTP と診断するべきで, NIFTP の緩い診断基準(スコア2)で気軽に診断するべきではない. また, 細胞診断でもこれまでと同様で, ことさら NIFTP を意識する必要はないだろうと考える.

引用文献

1) Nikiforov YE, Seethala RR, Tallini G, et al : Nomenclature Revision for Encapsulated Follicular Variant of Papillary Thyroid Carcinoma: A Paradigm Shift to Reduce Overtreatment of Indolent Tumors. JAMA Oncol 2 : 1023-1029, 2016
2) Chan JKC, Saw D : The grooved nuclei. A useful diagnostic criterion of papillary carcinoma of the thyroid. Am J Surg Pathol 10 : 672-679, 1986
3) Oyama T : A histological, immunohistochemical and ultrastructural study of intranuclear cytoplasmic inclusions in thyroid papillary carcinoma. Virchows Arch A Pathol Anat Histopathol 414 : 91-104, 1989
4) Gray A, Doniach I : Morphology of the nuclei in papillary carcinoma of the thyroid. Br J Cancer 23 : 49-51, 1969

5 病理専門医から見たNIFTP —NIFTPと診断すべき腫瘍とは何か？

　甲状腺結節性病変は触診，画像検査，細胞診検査などの手法で適確な術前診断がなされ，治療されるようになった．しかし，細胞診で乳頭癌あるいはそれを疑う所見を呈していても，術後の病理診断で様々な診断が下されることがある．術前に確定診断を下すのが容易な腫瘍と難しい腫瘍があり，術前・術後にNIFTPと確診できる症例は少ないと思われる．

　日本の「甲状腺癌取扱い規約」(以下，「規約」)ではNIFPTの概念は取り上げていないが，なぜNIFTPの概念を簡単に取り上げられないのかを鑑別を要する腫瘍を示しながら解説する．

a NIFTPの名称が適当かもしれない腫瘍

　NIFTPは，細胞診や組織診で乳頭癌と診断されてきた濾胞性腫瘍の一部を，良性と悪性の中間に位置する腫瘍とする新しい疾患概念である．図1に示す甲状腺腫瘍は境界明瞭で，軟らかく，肉眼的には良性腫瘍と考えられる．組織学的には大小の濾胞が密に増殖し，核所見は乳頭癌としてもよい像である(図2, 3)．「規約」[1]では非浸潤性被包性濾胞型乳頭癌と診断されるが，全体的な所見からは癌と断定しがたい像を示していた．

b 異型腺腫　Follicular tumor-uncertain malignant potential (FT-UMP)[2]

　濾胞細胞に乳頭癌の核所見がなく，明らかな被膜外浸潤や脈管侵襲，転移がない濾胞性腫瘍は，濾胞腺腫と診断される．強い核異型，多数の核分裂像，偽浸潤や偽脈管侵襲などを見る例は良性と断定しにくい．「規約」では異型腺腫とされる(図4)．

　WHO分類 第4版では異型腺腫の分類はなく，濾胞腺腫かFT-UMPとなる．これは線維性被膜を有する濾胞性腫瘍で，乳頭癌に特有な核所見は認めず，明らかな被

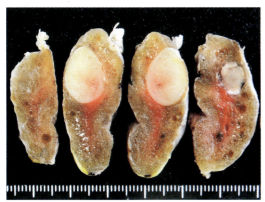

図1　NIFTPと診断したいような甲状腺腫瘍
境界明瞭で，軟らかい腫瘍．

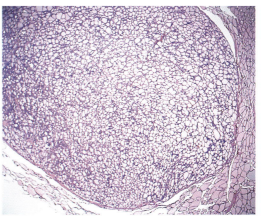

図2　腫瘍組織像
濾胞の増殖からなり，弱拡大では濾胞腺腫様である．

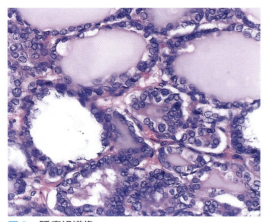

図3 腫瘍組織像
濾胞の核は重積し，乳頭癌の核所見を呈する．

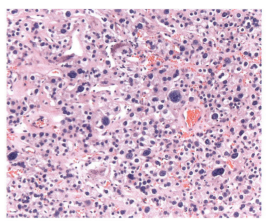

図4 異型腺腫の組織像
核の大小不同はみられるが，濾胞癌の診断基準は満たされない．

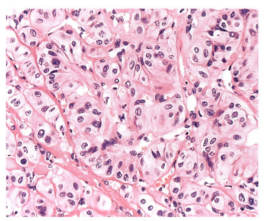

図5 硝子化索状腫瘍の組織像
境界明瞭な腫瘍で，術前細胞診では乳頭癌の診断がなされた．

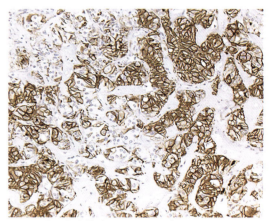

図6 硝子化索状腺腫の MIB-1 免疫染色像
腫瘍細胞の膜に MIB-1 陽性像をみる．

　膜外浸潤や脈管浸潤は確認されないが，浸潤が疑わしい像を示し，濾胞腺腫と濾胞癌の鑑別を要する腫瘍の概念である．
　細胞診で乳頭癌が疑われる場合は NIFTP と鑑別を要する．

c 硝子化索状腫瘍　Hyalinizing trabecular tumor

　硝子化索状腫瘍は良悪性が不明で，乳頭癌と同様の核異型を示す腫瘍である．組織学的には濾胞細胞は索状構造を示し，硝子様間質を伴う．MIB-1 が細胞膜に陽性を示すなど特徴的所見を呈し[3]，診断は容易であるが（図5, 6），術前の細胞診では乳頭癌と鑑別は難しい．NIFTP と診断されうる．

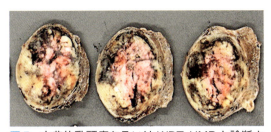

図7　古典的乳頭癌あるいはWDT-UMPと診断される腫瘍
境界明瞭で，白色充実性腫瘍．

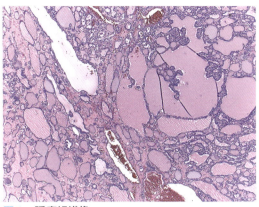

図8　腫瘍組織像
弱拡大では腺腫様甲状腺腫様の組織を示す．

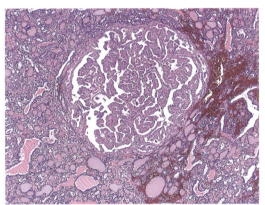

図9　腫瘍組織像
腫瘍内に乳頭癌を強く示唆する像を見るが，全体的には乳頭癌の所見に乏しい．

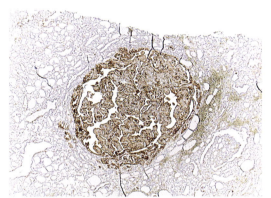

図10　腫瘍のCK19免疫染色像
乳頭癌と考えられる病巣のみCK19強陽性を示す．

d　Well differentiated tumor-uncertain malignant potential (WDT-UMP)[2)]

　線維性被膜を有する濾胞性腫瘍で，乳頭癌の核所見が弱いか，部分的で乳頭癌か，良性濾胞性腫瘍か，判断が難しい腫瘍の概念である．「規約」では取り上げていない概念である．

　提示症例は肉眼的に境界明瞭（図7）で，組織学的には濾胞腺腫あるいは腺腫様甲状腺腫様である（図8）が，内部に乳頭癌と判断される像をごくわずかに見る（図9）．CK19の免疫染色では病巣のみ強陽性を示した（図10）．「規約」では古典的乳頭癌に分類されるが，WHO分類ではWDT-UMPまたはNIFTPとなる．

e　被包型乳頭癌　Papillary carcinoma, encapsulated variant

　WHO分類　第4版では被包型乳頭癌の亜型を示しているが，「規約」では亜型から外している．被包型乳頭癌は予後がよいとされ，T1aの微小癌では経過観察される

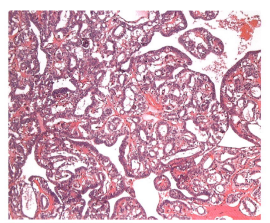

図11 篩型乳頭癌組織像
濾胞構造，乳頭構造を示すが腔内にはコロイドはみられない．一部にモルラも散見された．

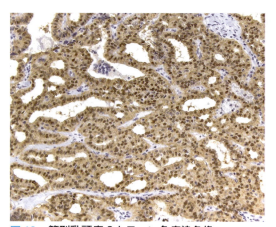

図12 篩型乳頭癌βカテニン免疫染色像
核内にβカテニン陽性を示す．

例もあるが，著明な腺内転移やリンパ節転移を示す例もある．

画像診断で内部の乳頭構造や瘢痕形成がわかれば，古典的乳頭癌と診断できるが，境界明瞭な腫瘍で，細胞診で乳頭癌の診断となれば，NIFTP も鑑別になる．

f 濾胞型乳頭癌　Papillary carcinoma, follicular variant

乳頭癌の核所見を示し，濾胞構造のみを見る腫瘍は濾胞型乳頭癌と診断されているが，NIFTP の概念を取り入れると濾胞型乳頭癌と，診断するためには浸潤や転移を確認する必要がある．浸潤や転移が確認されない濾胞型乳頭癌も多数あり，すべて NIFTP に分類するのは問題である．

g 大濾胞型乳頭癌　Papillary carcinoma, macrofollicular variant

大型の腫瘍性濾胞が 50％以上を占める濾胞型乳頭癌で，腺腫様甲状腺腫と混同されやすい．小型の濾胞部では，乳頭癌に特徴的な核所見がある．予後良好であるが，浸潤や転移がみられない例を NIFTP と診断するかは疑問である．

h 篩型乳頭癌　Papillary carcinoma, cribriform variant

若年の女性に多くみられ，家族性大腸ポリポーシス familial adenomatous polyposis（FAP）に好発し，単発性もしくは多発性充実性腫瘍である．吻合状の掛け橋で形成される篩状構造を示し，コロイドのない濾胞構造，乳頭状構造を見る（図11）．核溝，淡明核，核内細胞質封入体などを認め，estrogen receptor（＋），progesterone receptor（＋），βカテニンの核内局在が特徴的である（図12）．これらの特徴を確認しないと古典的な乳頭癌と診断される．単発性の場合は術前には NIFTP と鑑別を要する．

i まとめ

以上の甲状腺腫瘍は臨床的に境界明瞭な腫瘍を示すことが多く，細胞診では乳頭癌，乳頭癌疑い，あるいは悪性疑いとなる．したがって，NIFTP の概念を取り入れれば，絶えず良悪性不明の腫瘍を鑑別診断にあげる必要がある．臨床的には癌と診断されない腫瘍に関しては，経過観察をせざるをえない．

画像診断で内部の性状をより詳細に把握し，腫瘍辺縁の微少浸潤の有無，リンパ節転移の有無などを検査し，細胞診では細胞構築を踏まえて古典的乳頭癌かどうか，手術適応の腫瘍かどうかを診断していく必要がある．

最終病理診断が難しい場合は NIFTP，WDT-UMP や FT-UMP などの診断を用いることがあるが，「規約」ではこれらの名称は取り上げていない[1]ので，良悪性どちらかには振り分ける．たとえ低悪性度で，予後が非常によいとしても癌と診断されれば，患者の不安は消えないし，臨床的にも経過観察が必要となる．

甲状腺結節性病変に対して過剰診断，過剰治療をしないためには血清学的検査，画像検査，穿刺吸引細胞検査など詳細な情報が必要である．しかし，画像診断，細胞診断でも濾胞性腫瘍の良悪性を 100％鑑別することはできない．また，細胞診で典型的な乳頭癌の核所見がみられても，被包性濾胞型乳頭癌や NIFTP，時として硝子化索状腫瘍を術前に確診するのも難しい．甲状腺結節性病変の最終病理診断は，甲状腺病理を専門にしている病理医にとっても難しい症例が多々あり，将来的には遺伝子診断に頼ることもあると思われる．今後の腫瘍病理学の発展に期待したい．

引用文献

1）甲状腺外科学会（編）：甲状腺癌取扱い規約 第 7 版．金原出版，2015
2）Lloyd RV, Osamura RY, Klöppel G, et al（eds）：WHO Classification of Tumours of Endocrine Organs, 4th ed. JARC, Lyon, 2017
3）Hirokawa M, Maekawa M, Kuma S, et al：Cribriform-morular variant of papillary thyroid carcinoma-cytological and immunocytochemical findings of 18 cases. Diagn Cytopathol 38：890-896, 2010

6 超音波専門医からみた NIFTP

2017 年に内分泌腫瘍の WHO 分類が改訂（第 4 版）され，甲状腺腫瘍にこれまでなかった境界悪性 borderline malignancy，中間悪性 intermediate malignancy，低悪性度 low malignant potential の概念に相当する診断名が新たに採用された．その 1 つが NIFTP（noninvasive follicular thyroid neoplasm with papillary-like nuclear features）である．

これは，細胞診において乳頭癌所見が認められる腫瘍のうち，濾胞構造を呈し，かつ被膜浸潤を認めない濾胞型乳頭癌では予後が極めてよいことから，このカテゴリーに入る腫瘍を癌（carcinoma）とは呼称せず，良性と悪性の境界に位置する腫瘍と定義された．濾胞型乳頭癌は濾胞性腫瘍と類似の超音波所見を呈するとともに，細胞診で乳頭癌の核所見を認めることから，術前診断は可能である．しかし，NIFTP の診断には血管浸潤や被膜浸潤がないことや核分裂像が少ないことなどの病理学的診断が必要であるため，術前診断は難しいと考えられる．

a 濾胞型乳頭癌の超音波診断

乳頭癌は，浸潤性の有無にかかわらず，特徴的な核所見を有する濾胞上皮の悪性腫瘍と定義されている．組織学的には乳頭状構造が基本的な組織構築であるが，濾胞状構造もしばしば混在する．乳頭状構造が認められず，濾胞構造のみから構成される乳頭癌は濾胞型乳頭癌 follicular variant of papillary carcinoma と呼ばれている．この濾胞型乳頭癌には，線維性被膜を有する被包性濾胞型乳頭癌 encapsulated follicular variant of papillary carcinoma があり，そのうち浸潤性のないものが NIFTP となる．

濾胞型乳頭癌の超音波所見として，形状は整を呈することが多く，境界は平滑かつ明瞭であることが多い．また，線維性被膜を伴う場合に認められる境界部低エコー帯もみられることが多く，内部の濾胞構造を反映して内部エコーレベルは通常の乳頭癌よりも高いレベルを示すことが多い．さらに，腺腫様結節と類似して囊胞形成がしばしば認められる[1]．

図 1 に被膜浸潤を認める濾胞型乳頭癌を示す．この症例では，B モードにおいて，形状不整，境界不整，内部エコーは等であるが不均質，内部に点状高エコー多発が認められた．境界部低エコー帯は認めるが，不整で一部途絶が認められる．カラードプラ像では腫瘍内部血流が少量認められた．

典型的な乳頭癌と濾胞型乳頭癌の超音波所見を比較した研究においては，境界部低エコー帯が乳頭癌では 16.5％のみしか認められなかったのに対し濾胞型乳頭癌では 32.4％に認められ，境界不整は乳頭癌では 80.3％にのぼるのに対し濾胞型乳頭癌では 67.6％にとどまり，これら両者の所見の出現率には有意差が認められている[2]．また，乳頭癌よりは診断時腫瘍径が有意に大きいことも報告されている．

濾胞癌の超音波所見と比較した報告においては，濾胞型乳頭癌ではより腫瘍内部が充実性で低エコーであることが多く，被膜に相当する境界部低エコー帯の途切れがよりみられていた[3]．また，腫瘍内石灰化も濾胞癌よりは高頻度に認められていた．

これらの結果から，濾胞型乳頭癌では典型的な乳頭癌と比較すると，良性所見が認

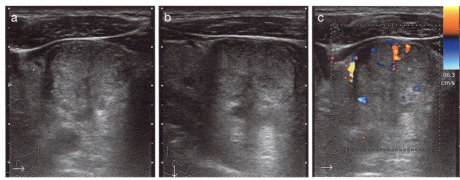

図1 濾胞型乳頭癌の超音波画像
a：Bモード横断像，b：Bモード縦断像，c：カラードプラ横断像．
Bモードにおいて，形状不整，境界不整，内部エコーは等・不均質，内部に点状高エコー多発，不整な境界部低エコー帯を伴う結節を認める．カラードプラ像では腫瘍内部血流が少量あり．

められる頻度が高く，それにより，診断のタイミングは乳頭癌より遅れる傾向があると考えられる．一方，濾胞癌と比較すると悪性所見を認める頻度はやや高いと考えられる．

b 濾胞型乳頭癌におけるNIFTPとNIFTP以外の濾胞型乳頭癌との超音波所見の違い

　NIFTPは被膜で被包され被膜浸潤を認めない濾胞型乳頭癌と定義されているため，超音波所見においてNIFTPは濾胞型乳頭癌のなかでもより良性所見を示すことが予測される．

　NIFTPと浸潤を伴うnon-NIFTP（浸潤性被包性濾胞型乳頭癌）の濾胞型乳頭癌の超音波所見を比較した報告において，NIFTPの50.0%は腫瘍内部のエコーレベルが高～等エコーであるのに対し，non-NIFTPでは内部高～等エコーレベルの腫瘍は29.3%にとどまっていた[4]．また，境界平滑な腫瘍はNIFTPでは85.3%を占めるのに対しnon-NIFTPでは53.4%であり，石灰化を認めない腫瘍はNIFTPでは73.5%を占めるのに対しnon-NIFTPでは47.7%にとどまっていた．non-NIFTPに対しNIFTPでは，Bモード画像において良性所見をやや高頻度に認める傾向があった．しかし，腫瘍のドプラ所見については，NIFTPと浸潤性被包性濾胞型乳頭癌間に有意な差が認められないと報告されている[4]．

　このように，NIFTPとNIFTP以外の濾胞型乳頭癌の超音波所見には明確な差異は少なく，個別の症例において超音波画像からNIFTPの術前診断を行うことは極めて困難と考えられる．

c NIFTPの臨床像

　NIFTPの占める頻度が10～30%と比較的高い欧米と対照的に，日本を含むアジア地域では乳頭癌に占めるNIFTPの頻度は平均1.5%と報告されており，日本ではNIFTPの多くが濾胞腺腫などと診断されている可能性が高い．また，海外では

NIFTP の多くが，細胞診としては AUS/FLUS（意義不明）や FN/SFN（濾胞性腫瘍）として診断されていると報告されている[5]．一方，日本では過剰な細胞診防止のため，以前より細胞診実施に関するガイドラインが策定されており，NIFTP は外科的手術の対象となっていないものが多く存在すると考えられる．

NIFTP の超音波所見と臨床像をより具体的に捉えるため，NIFTP と考えられる症例を 2 例提示する．いずれも術前診断および術後の病理診断で良性腫瘍と診断されたが，後方視的に NIFTP に相当すると考えられる症例である．

［症例 1］

手術の 2 年前に 20 mm の結節を指摘され，1 年前には細胞診にて濾胞性腫瘍と診断された症例である．初診から 1 年半後には 26 mm まで増大を認め，増大傾向のある濾胞性腫瘍として手術適応と判断されている．術前の血液検査では，甲状腺機能は正常で，甲状腺自己抗体は陰性だったが，血清サイログロブリン濃度が 214.6 ng/mL と高値であった．

術前の超音波所見を図 2 に示す．超音波画像においては，甲状腺左葉に結節を認め，結節の形状は整，境界は明瞭・平滑であり，全周性に境界部低エコー帯を認める．内部には高エコーは認めず，均質であったが，ややエコーレベルが低く，B モード上の悪性所見は内部エコーレベルの低下のみであった．カラードプラ像では境界部の血流のみならず，結節内部を貫通する血流が少量認められているが，濾胞癌を疑う所見とはいえない程度であった．また，エラストグラフィでは比較的軟らかい結節として描出されており，Grade 分類では Grade 2，胸鎖乳突筋を対照とした strain ratio は 0.59 であり，良性所見であった．また，CT では転移所見は認められなかった．

以上より濾胞癌が否定できない良性腫瘍として左葉切除術が行われ，病理診断では濾胞腺腫と診断されている．

［症例 2］

3 年前に 13 mm の結節を指摘され，2 年前には細胞診にて濾胞性腫瘍と診断された症例である．術前 3 か月前までには 25 mm まで増大を認め，増大傾向のある濾胞腺腫として手術適応と判断された．初診時の血液検査では，甲状腺機能は正常で，甲状腺自己抗体は陰性だったが，血清サイログロブリン濃度が 264.8 ng/mL と高値であり，経過観察中に上昇傾向を認め，術前には 539.1 ng/mL まで上昇を認めた．

術前の超音波所見を図 3 に示す．超音波画像においては，甲状腺左葉に結節を認め，結節の形状は整，境界は明瞭・平滑であり，全周性に境界部低エコー帯を認めた．内部には高エコーは認めず，均質でエコーレベルは等であり，B モード画像に悪性所見は認められなかった．カラードプラ像では境界部の血流のみならず，結節内部を貫通する血流も認められたが，少量のみであった．また，エラストグラフィでは中間的な硬さの結節として描出されており，Grade 分類では Grade 2〜3 であった．

以上より，超音波画像では明らかな悪性所見を認められなかったが，増大傾向がある濾胞腺腫として右葉切除術が行われ，病理診断では濾胞腺腫と診断されている．

これら 2 症例とも，病理診断では濾胞腺腫と診断されているが，ごく一部に乳頭癌

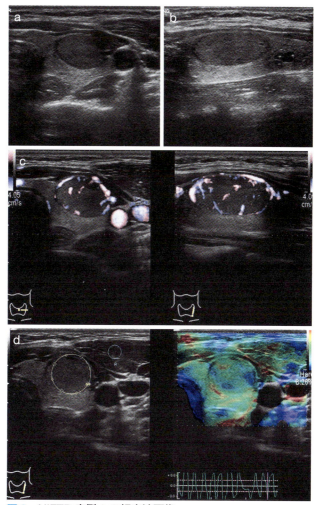

図2　NIFTP症例1の超音波画像

a：Bモード横断像，b：Bモード縦断像，c：カラードプラ横断像（左）および縦断像（右），d：エラストグラフィ像．
甲状腺左葉に形状整，境界明瞭・平滑，全周性に境界部低エコー帯を伴う結節を認める．内部エコーレベルは均質およびやや低で高エコーは認めない．カラードプラ像では境界部の血流のみならず，結節内部を貫通する血流が少量認められる．エラストグラフィではGrade 2，strain ratioは0.59と比較的軟らかい結節として描出．

の各所見を認めており，後方視的に再検討するとNIFTPに分類しうる症例であったと考えられる．2症例の超音波所見と細胞診所見は良性の濾胞性腫瘍と診断されるべきものであり，腫瘍の増大傾向やサイログロブリン値の上昇傾向があったため，手術適応となっており，NIFTPの術前診断は極めて困難であると考えられた．

d　NIFTPの診断における超音波診断の位置付け

　これまで欧米では，細胞診診断にて良性以外となった場合，外科的治療が選択され

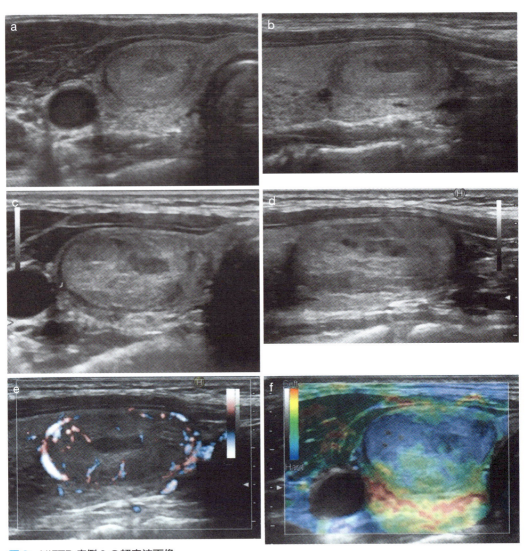

図3 NIFTP症例2の超音波画像

a：Bモード横断像（2年前），b：Bモード縦断像（2年前），c：Bモード横断像（術前），d：Bモード縦断像（術前），e：カラードプラ縦断像，f：エラストグラフィ像.
甲状腺左葉に結節を認め，2年前(a, b)の画像では結節最大径は16 mmであったが，術前画像(c, d)では25 mmに増大．形状整，境界明瞭・平滑，全周性に境界部低エコー帯を伴う結節を認める．内部エコーレベルは等で均質，高エコーは認めない．カラードプラ像では境界部の血流のみならず，結節内部を貫通する血流が少量認められる．エラストグラフィではGrade 2〜3と中間的な硬さの結節として描出．

ていることが多く，病理学的に乳頭癌の各所見がわずかでも認められた場合，乳頭癌と診断され，放射性ヨウ素内用療法まで実施されてきた．しかし最近，極めて低リスクの腫瘍に対する過剰な診断と治療に対して問題提起がされており，その対策の一部として境界病変もしくは低悪性度とされる腫瘍群が提唱されている．これらに対しては，片葉摘出など限定的な治療が勧められている．従来，甲状腺乳頭癌の診断は，細胞の核所見に基づき行われてきたが，本疾患単位が提唱されたことにより，乳頭癌の術前診断には細胞診所見のみではなく，超音波検査所見の詳細かつ正確な評価が求め

られることになったといえよう.

　濾胞型乳頭癌の術前診断については，細胞診と超音波診断により術前診断は可能であると考えられるが，NIFTP とそれ以外の濾胞型乳頭癌の正確な術前鑑別診断は困難であるといわざるをえない．一方，日本では NIFTP のほとんどが良性腫瘍として診断されているとともに，細胞診や外科的治療も抑制的に行われてきており，NIFTP の過剰診断や過剰治療の問題はほとんど発生していないと推測される．日本においては，これまでの臨床的方針を大きく変更することなく，腫瘍の超音波所見を注意深く判定し，それに基づいた細胞診要否の判断や治療適応の判断を行っていくことが重要と考えられる.

引用文献

1) 日本乳腺甲状腺超音波医学会，甲状腺用語診断基準委員会(編)：甲状腺超音波診断ガイドブック 改訂第 3 版．南江堂，2016
2) Ozdemir D, Ersoy R, Cuhaci N, et al：Classical and follicular variant papillary thyroid carcinoma: comparison of clinical, ultrasonographical, cytological, and histopathological features in 444 patients. Endocr Pathol 22：58-65, 2011
3) Yoon JH, Kim EK, Youk JH, et al：Better understanding in the differentiation of thyroid follicular adenoma, follicular carcinoma, and follicular variant of papillary carcinoma：a retrospective study. Int J Endocrinol, 2014：doi：10. 1155/2014/321595. Epub 2014
4) Hahn SY, Shin JH, Lim HK, et al：Preoperative differentiation between noninvasive follicular thyroid neoplasm with papillary-like nuclear features（NIFTP）and non-NIFTP. Clin Endocrinol 86：444-450, 2017
5) Rosario PW：Ultrasonography and cytology as predictors of noninvasive follicular thyroid（NIFTP）neoplasm with papillary-like nuclear features: importance of the differential diagnosis with the invasive encapsulated follicular variant of papillary thyroid cancer. Clin Endocrinol 87：635-636, 2017

7 内分泌外科専門医からみた NIFTP

WHO 分類 第 4 版(2017 年)で甲状腺腫瘍において新たな境界病変が誕生し，WDT-UMP とともに NIFTP という概念が追加された[1-3]．そもそも，このようなカテゴリーが生まれた背景として，細胞診による核所見のみで甲状腺乳頭癌と診断されるほど，乳頭癌における核所見には特徴がある．そのためこの核所見の評価次第で診断にバリエーションが生じ[4]，特に欧米では過剰に乳頭癌として評価されることが多くなり，最近の甲状腺癌過剰診断理論の一因となっている．その結果，上記のような範疇が新たにできることになった．

一方，本邦でこの新たな範疇の大半はすでに良性として取り扱われており，あえて境界悪性とすることは，鎖国により平和であった日本やアジアに突然黒船がやってきたようなもので，混乱を引き起こしかねない．NIFTP 導入の背景と本邦の背景の詳細については「Ⅲ-1．NIFTP 誕生の背景と経緯」(→ 197 頁)を参照されたい．

欧米と日本を含めたアジアを比較すると，乳頭癌に占める NIFTP の割合の報告は全体で 6.0〜12.7％であるが，アジアでは 1.6％，アジア以外では 13.3％と，特にアジアでの頻度が低い傾向にある(表 1)．実際，本邦でも 0.5〜3.1％と低く，特に多数例を検討した神戸の隈病院での報告では 0.5％と極めて少ない[5]．このように本邦では NIFTP はすでに良性として診断されていることが多いため，今後この概念を導入する利点は本邦では必ずしも多くないことが予想される．本項では，甲状腺手術を専門とする内分泌外科医の立場から解説と意見を述べる．

a 術前診断─過剰診断からの対応

現在，本邦の甲状腺超音波ガイドブック改訂第 3 版では，10 mm 以下(T1a)は 5.1 mm 以上で浸潤性でなければ細胞診(FNAC)が勧められないので，自動的に 10 mm 以下での NIFTP を診断することはない[6]．問題は 10.1〜20 mm(T1b)でも濾胞型乳頭癌を否定するために，甲状腺結節超音波診断基準所見項目がすべて良性でも，ドプラ法による貫通血管があれば細胞診をすることになっている．この時点では NIFTP や被包性濾胞型乳頭癌は想定されていない．また 20.1 mm 以上はすべて FNAC を勧めることになっており，非浸潤性すなわち被包性の結節でも FNAC で乳頭癌の所見があれば濾胞型乳頭癌として，手術適応となる．またサイズが T1b ないし T2(20.1〜

表1 アジアと西欧諸国での濾胞型乳頭癌，NIFTP の頻度の比較

	西欧諸国(%)	アジア諸国(%)
乳頭癌	85	85〜90
NIFTP	15〜20	0.5〜5
濾胞型乳頭癌	20〜40	5〜10
濾胞癌	5〜10	5〜10
未分化癌/髄様癌	5	5

〔Bychkov A, Jung CK, Liu Z, et al：Noninvasive Follicular Thyroid Neoplasm with Papillary-Like Nuclear Features in Asian Practice：Perspectives for Surgical Pathology and Cytopathology. Endocr Pathol 29：276-288, 2018 より改変して引用〕

40 mm），T3（40.1 mm 以上）となることもあるため，気管周囲リンパ節郭清だけでなく甲状腺全摘を選択されることもあるかもしれない．

従来の濾胞型乳頭癌は，通常型（古典的）乳頭癌と予後やリンパ節転移の程度は変わらないとされていたため，画像所見が被包性でも細胞診で乳頭癌が疑われると，リンパ節郭清を含めた術式が想定されていた．しかし，現在では非浸潤性被包性濾胞型乳頭癌すなわち NIFTP であれば片葉切除のみでも再発はしないとされている．今後は細胞診で乳頭癌の所見を認めたのみで直ちに手術をするのではなく，超音波 B モード，ドプラモード，エラストグラフィなどを駆使し，被膜浸潤・脈管浸潤が疑われず周囲にリンパ節転移も認めない場合には NIFTP と考え，十分な説明を行ったうえで，非手術的経過観察や手術をするとしてもまず葉切除を行うことが望ましい．

被膜浸潤，脈管浸潤が否定できない場合には，片葉切除と同側の気管周囲郭清を行うことがありうるが，前出のように本邦の病理医の乳頭癌核所見の扱いが抑制的であることからその可能性は低い．一方，乳頭癌核所見の有無にかかわらず浸潤が疑われれば，広範浸潤性濾胞癌の可能性もあり，手術適応も 1 つの選択肢になる．

長年，乳頭癌細胞が採取されれば，どんなに腫瘍が小さく，非浸潤性であっても乳頭癌と診断され，リンパ節郭清を含む手術を施行されていた．特に米国では，微小癌でも全摘，術後放射性ヨウ素治療を施行していた[7]．しかし，本邦では浸潤転移を伴わない微小癌の非手術的経過観察の前向き試験を行い，良好な成績を得ている[8,9]．その結果，2010 年には世界のガイドラインに先駆け，本邦では非手術的経過観察が記載され，ATA でも 2015 年には本邦のガイドラインに近づいたものに変更された[10]．

さらに被包性濾胞型乳頭癌は通常の乳頭癌より再発予後は良好であり[11-13]，さらに非浸潤性被包性濾胞型乳頭癌は浸潤性被包性濾胞型乳頭癌に比して極めて予後良好で再発転移，死亡がない[14,15]．そのことから，非浸潤性被包性濾胞型乳頭癌を NIFTP と呼び，悪性ではなく境界悪性という中間型を設けた．これによって，米国では乳頭癌に対する過剰診断治療の抑制の一因になった．

本邦では，2010 年に微小癌を手術をしない選択肢が甲状腺腫瘍診療ガイドラインに掲載された[16]．また，腫瘍被膜の浸潤転移に関しては画像診断，特に超音波検査が重要となるが，すでに 2012 年の超音波ガイドブックでは，5 mm 以下の微小癌はすべて経過観察，5.1〜10.0 mm でも浸潤性以外は経過観察となっており，過剰診断に対する対策を始めていた[17]．このように本邦の超音波ガイドブック[6,17]では，10 mm 以下では 5.1 mm 以上の浸潤性しか細胞診を勧めないが，10.1 mm 以上では超音波所見で良性に見える被包性の結節でも内部血流が豊富な場合には濾胞型乳頭癌を否定するために FNAC を勧めている．そのため，一部被包性濾胞型乳頭癌が術前に診断される可能性があり，NIFTP も当然含まれる可能性がある．今後はこの辺りの基準の見直しも必要になると考える．

20.1 mm 以上ではすべての結節は FNAC が勧められるので，NIFTP すなわち非浸潤性被包性濾胞型乳頭癌が診断されてくる可能性はある．しかし，前述したように乳頭癌様核所見の診断では本邦の病理医が今後方針を変えない限り，NIFTP の診断例が急増するとは考えにくい．

b 治療

　本邦の超音波および診療ガイドラインからは NIFTP は 10 mm 以上でしか診断されないが，B モード，ドプラ法，エラストグラフィ，CT などで明らかに浸潤傾向がなければ，直ちに手術を勧めるわけではない．患者本人が強く希望される場合でも，片葉切除のみを勧める．リンパ節転移などの再発はないとされているためである．したがって，NIFTP と診断されたものの，核所見からは濾胞腺腫との鑑別，浸潤の有無からは WDT-UMP や浸潤性被包性濾胞型乳頭癌との鑑別が必要で，経過観察ないし葉切除が検討される．

c 術後診断

　術前 FNAC で乳頭癌とされず濾胞型腫瘍として手術適応となり，切除後に NIFTP と診断された場合，気管周囲リンパ節郭清をはじめとする追加手術の必要はない．術後被膜浸潤の有無の判定が極めて重要であり，術前の超音波を中心とした画像診断で被膜浸潤の有無の診断を行う．

　被包性濾胞型乳頭癌として手術し，術後病理診断として浸潤性被包性濾胞型乳頭癌と確定診断された場合には，理論上は気管周囲の郭清はしておいたほうがよいかもしれない．しかしながら，本邦の症例ではこのような事例は極めて少ないと考えられる．

d NIFTP は術前診断可能か

　今後，想定はされるが，これを積極的に見つけ片葉切除することも，過剰診断治療の可能性があり注意を要する．FNAC と超音波画像診断の組み合わせで判断すべきである．

　1990 年代から超音波画像診断が普及し始めたが，当初は超音波検査は腫瘍の局在を示すだけで，FNAC を実施してはじめて確定診断が得られた．しかし，線維性被膜を有する甲状腺結節に対しては日米の病理医の間に observer variation があり[4]，欧米では乳頭癌核所見の診断バリエーションで NIFTP を含んだ乳頭癌の診断となり，過剰診断を助長する原因となった．本邦では前述した超音波ガイドブックや診療ガイドラインから，過剰診断が抑制の方向になっており，さらに乳頭癌核所見の判断の仕方でも過剰診断の抑制に尽力されている．

　現行の超音波 B モード画像は解像度がよくなり，被膜浸潤判定がかなり容易になってきている．したがって，被包性で濾胞癌の可能性が低ければ，経過観察ないし良性腫瘍としての経過観察ないし手術方針となる．濾胞癌の可能性があれば微少浸潤型を考慮し，まず片葉切除のみを行う．逆に浸潤性が疑われれば細胞診を実施し，濾胞性腫瘍とされれば甲状腺片葉切除ないし全摘を行う．乳頭癌などの悪性所見が認められれば，サイズに応じた切除範囲と気管周囲以上のリンパ節郭清を実施する．

　NIFTP はこの前者に含まれるため，経過観察ないし葉切除となる．さらに葉切除後 NIFTP が確定しても再発転移などがないことから追加治療を要することはなく，NIFTP が想定されるから直ちに葉切除を勧めることは決してしない．むしろ良性腫瘍の手術適応と同じ基準で，切除の有無を判断すべきと考える．

e NIFTP 導入の問題点

本邦での過剰診断が急増しなかったのは超音波診断基準と，NIFTP のような境界悪性を良性側にすでに判断する病理医の尽力があったためである．今後も NIFTP を直ちに術前診断し手術で確定することが望ましいとはいえず，現時点では良性とされていたなかから NIFTP を見つけ出すことの意義は低い．偶発的に術後診断された場合にも，追加切除も必要なく，良性と同様の術後対応を勧める．

乳頭癌核所見を過剰に判定していた欧米では，NIFTP の導入は極めて予後良好な，いわゆる非浸潤性被包性を乳頭癌の範疇に入れずに「悪性ではない」境界悪性として，過剰診断の減少に一定の役に立っている．しかし，本邦の場合，その導入が本邦の甲状腺癌診療によりよい恩恵をもたらすとは考えにくく，かえって，欧米，韓国で取りざたされている過剰診断治療による甲状腺癌の増加が本邦にももたらされかねない．

乳頭癌様核所見が1個でもあれば乳頭癌なのかという問題で，多くの本邦の病理医は意義不明で，再検を繰り返し，悪性ないし悪性疑いに至らない限りは直ちには手術を行わないようにしている．すなわち極めて予後良好な乳頭癌を1個の核所見から直ちに手術するのではなく，慎重に経過観察を繰り返しながら，超音波診断とも合わせて判断をしていただきたい．

病理医の observer variation が日本やアジアと欧米で異なることから，世界で統一した乳頭癌核所見に対する統一の基準作成を期待したいが，微小癌の取り扱いのように日本やアジアから世界に発信していただきたいと，内分泌外科医として切に希望する．

文献

1) Lloyd RV, Osamura RY, Klöppel G, et al (eds)：WHO classification of tumors of endocrine organs, 4th ed. IARC, Lyon, 2017
2) 近藤哲夫：新 WHO 分類に採用される NIFTP, WDT-UMP について．内分泌甲状腺外会誌 34：76-80, 2017
3) 鈴木眞一．WHO の新病理改訂について—外科医の立場から．乳腺甲状腺超音波医学 8：13-17, 2019
4) Hirokawa M, Carney J, Goellner J, et al：Observer variation of encapsulated follicular lesions of the thyroid gland. Am J Surg Pathol 26：1508-1514, 2002
5) Bychkov A, Jung CK, Liu Z, et al：Noninvasive Follicular Thyroid Neoplasm with Papillary-Like Nuclear Features in Asian Practice：Perspectives for Surgical Pathology and Cytopathology. Endocr Pathol 29：276-288, 2018
6) 日本乳腺甲状腺超音波医学会，甲状腺用語診断基準委員会（編）：甲状腺超音波診断ガイドブック 改訂第3版．南江堂，2016
7) American Thyroid Association（ATA）Guidelines Taskforce on Thyroid Nodules and Differentiated Thyroid Cancer, Cooper DS, Doherty GM, Haugen BR, et al：Revised American Thyroid Association management guidelines for patients with thyroid nodules and differentiated thyroid cancer. Thyroid 19：1167-1214, 2009
8) Sugitani I, Fujimoto Y：Symptomatic versus asymptomatic papillary microcarcinoma：a retrospective analysis of surgical outcome and prognostic factors. Endocr J 46：209-216, 1999
9) Ito Y, Uruno T, Nakano K, et al：An observation trial without surgical treatment in patients with papillary microcarcinoma of the thyroid. Thyroid 13：381-388, 2003
10) Haugen BR, Alexander EK, Bible KC, et al：2015 American thyroid association management guidelines for adult patients with thyroid nodules and differentiated thyroid cancer. Thyroid 26：1-133, 2016

11）Chan J：Strict criteria should be applied in the diagnosis of encapsulated follicular variant of papillary thyroid carcinoma. Am J Clin Pathol 117：16-18, 2002

12）Liu J, Singh B, Tallini G, et al：Follicullar variant of papillary thyroid carcinoma：a clinico-pathological study of a problematic entity. Cancer 107：1255-1264, 2006

13）Piana S, Flasordati A, Felica E, et al：Encapsulated well differentiated follicular-patterned thyroid carcinoma do not play a significant role in the fatality rates from thyroid carcinoma. Am J Surg Pathol 34：868-872, 2010

14）Kakudo K, Bai Y, Liu Z, et al：Encapsulated papillary thyroid carcinoma, follicular variant：a misnomer. Pathol Int 62：155-160, 2012

15）Nikiforov YE, Seethala RR, Tallini G, et al：Nomenclature revision for encapsulated follicular variant of papillary thyroid carcinoma：A paradigm shift to reduce overtreatment of indolent tumors. JAMA Oncol 2：1023-1029, 2016

16）日本内分泌外科学会，日本甲状腺外科学会（編）：甲状腺腫瘍診療ガイドライン 2010 年版. 金原出版，2010

17）日本乳腺甲状腺超音波医学会，甲状腺用語診断基準委員会（編）：甲状腺超音波診断ガイドブック 改訂第 2 版. 南江堂，2012

索引

和文

あ

アミロイド　172
アミロイドーシス　70
アミロイド甲状腺腫　70
合わせ法　17
亜急性甲状腺炎　12, 72
悪性　121
　──の疑い　110, 208
悪性度不明
　──, 高分化腫瘍　206
　──, 濾胞性腫瘍　206
圧挫法　17

い・う

異型細胞, 血液に埋没した　83
異型腺腫　**108**, 110, 221
　──, 悪性の疑い　112
異型濾胞上皮　67
異常核分裂像　165
異染性顆粒　177
意義不明　6, 9, **80**, 200
一過性反回神経麻痺　12

疑わしい, WHO 分類　205

え

エクステンションチューブ　16
エッジエンハンス　13
エラストグラフィ　228
壊死　189
衛星結節, エコー所見　14
液状コロイド　27
液状処理検体　20
液状処理検体用固定液　20
液状処理法　20
液浸固定法　20
炎症細胞　158
遠心塗抹法　17

お

おたまじゃくし状　34
大型異型核　64

大型異型核小体　157
大型過染性核　108
大型細胞集塊　27, 149, 152
大型多核腫瘍細胞　173
大型紡錘形細胞　157

か

カニバリズム　173
カルシウム負荷試験　168
カルシトニン　95
カルシトニン抗体　91, 178
カルシトニン免疫染色　178
化膿性甲状腺炎　12
火炎細胞　69
家族性大腸ポリポーシス　145, 224
過剰診断(治療)　216
過染性核クロマチン　109
核
　──のオーバーラップ　111
　──の腫大　209
　──のしわ　217
　──の破砕像　184
　──の溝　6, **121**, 123, 126, 209, 216
核クロマチン　100, 123, 169
核溝様構造　110
核小体　64
核小体周囲明暈　28, 84
核所見スコア　206
　──, NIFTP　218
核線　184, 189
核重畳　121
核内クロマチン　217
核内細胞質封入体　6, 52, 85, 112,
　121, 123, 126, 174, 209, 217
核内細胞質封入体様構造　110
核分裂像　179, 188
核片貪食組織球　179, 183, 188
核膜
　──の陥凹　191
　──の彎入　217
確定診断　1
陥入　217
乾燥固定法　20
乾燥変性　17
　──, 異型細胞　83
間隙　30

鑑別困難　6, 200

き

ギムザ染色　20
切れ込み核　188
気管周囲リンパ節郭清　233
偽封入体　217
吸引ピストル　16
急性甲状腺炎　12, 71
巨大結腸症　167
巨大細胞集簇　190
境界概念　215
境界腫瘍　199
境界病変　8, 208
境界部低エコー帯　226
凝集コロイド　56

く

クロマチン　28
クロマチン像　127
クロマチン稜線　217
クロモグラニン A　95
グレーブス病　67
空隙　29
空胞所見　137

け

形質細胞　33, 171, 186
形質細胞腫　179
血液に埋没した異型細胞　83
血管内皮細胞　153
血清カルシトニン値　167
血清サイログロブリン値　109, 228
結節性病変　12
結節内結節, エコー所見　14
検体適正　9
検体不適正　9, 37

こ

コーヒー豆様核　217
コレステロール結晶　50
コロイド　38, 51, 97, 114
コロイド結節　53

索引　237

コンゴーレッド染色　70, 177
コンパウンド処理　14
ゴルジ野　186
ごま塩状クロマチン　89, 167, 169
小型類円形細胞　58
古典的乳頭癌　208
固定法　20
誤診　208
誤判定　9
甲状舌管嚢胞　66
甲状腺炎　12, 53
甲状腺癌過剰診断理論　232
甲状腺癌取扱い規約　2
甲状腺結節性病変　221
甲状腺全摘　197, 233
甲状腺穿刺吸引細胞診　2
甲状腺内胸腺癌　154
甲状腺内胸腺腫　5
交叉法　14
好酸性細胞　49
好酸性細胞型乳頭癌　132
好酸性細胞型濾胞性腫瘍　49, **89**, 104
好酸性濾胞上皮　63
好中球　158
高円柱状腫瘍細胞　138
高細胞型乳頭癌　30, 138
高分化癌 NOS　206
高分化腫瘍, 悪性度不明　206
国際対癌連合　4

さ

サーベル状　28, 55
サイログロブリン　95
砂粒体　**121**, 135, 136, 211
細胞境界　133
細胞質内小腺腔　106, 137
細胞集塊　27
細胞診　1
細胞破砕物　188
最終診断　1
鰓裂嚢胞　66
索状集塊　98
山脈状集塊　182

し

シート状細胞集塊　160
シート状集塊　211
シート状配列　30
シュウ酸カルシウム結晶　50, 55
ジグザグ状　32
自然沈降法　20
湿固定　20
腫瘤様低エコー部　12
充実型乳頭癌　**141**, 149, 155

充実性大型細胞集塊　151
充実性結節, エコー所見　14
充実性細胞巣, 扁平上皮様　147
小濾胞状集塊　210
硝子化索状腫瘍　110, 222
　——, 悪性の疑い　116
伸長核　179, 182
神経内分泌腫瘍　169
浸潤性増殖　204
浸潤性濾胞型乳頭癌　209
腎癌, 転移性癌　94, 192

す

スプレー固定法　20
すりガラス状核　6, 32, 111, **121**, 217
すりガラス状クロマチン　82, 209
擦り合わせ法　17
水様コロイド　54
推定病変　9
髄様癌　91, 167
　——, LBC　28, 33
　——, 悪性の疑い　112
　——を疑う細胞　93

せ

正中頸嚢胞　66
石灰化結節, エコー所見　14
赤血球　47, 61, 97
穿刺吸引細胞診　1
穿刺吸引手技　12
腺腫様結節　82, 84
腺腫様甲状腺腫　**53**, 110, 129
　——, LBC　28
　——, 悪性の疑い　113
線維芽細胞　70
線維型慢性甲状腺炎　74
線維性間質　162
線維性間質結合織　121, 122
前立腺細胞診　1

そ

粗顆粒状　167, 169
組織診　1
側頸嚢胞　66
続発性腫瘍　192

た

タッチ・スメア　2
ダイナミックレンジ　13
多核巨細胞　30, 62, 72, 163, 211
多発性内分泌腺腫症　167
体腔液　2

大濾胞型乳頭癌　129, 224
大濾胞型濾胞腺腫　53
大濾胞状集塊　84
単球様 B 細胞　179

ち・つ

中間悪性　226
中空状集塊　135
中心芽細胞　180
中心細胞　180
超音波所見, 濾胞型乳頭癌　226
超音波診断　13

通常型乳頭癌　121, 208

て

ディフクイック染色　211
低悪性度　226
低エコー部　14
低分化癌　94, 149
　——, 悪性の疑い　118
低リスク鑑別困難　200
滴下法　20
滴状コロイド　210, 211
転移性腫瘍　192

と

ド・ケルヴァン甲状腺炎　72
塗抹法　17
同一平面法　14
同心円状模様　176

に

二核細胞　48, 105
日本甲状腺外科学会　4
日本内分泌外科学会　4
肉芽腫性甲状腺炎　72
乳癌, 転移性癌　193
乳頭癌　6, **121**
　——, LBC　28, 30
　——, 悪性の疑い　111
　——と橋本病との鑑別困難　85
　——を疑う異型細胞　81
乳頭状集塊　98, 122, 210
乳頭状集塊内部　27

ね

粘膜関連リンパ組織型節外性辺縁帯リンパ腫　179
粘膜神経腫　167

238　索引

の

脳回状　32, 166
濃縮コロイド　54, 70
囊胞液　9, 45
囊胞形成性乳頭癌　45
囊胞性結節, エコー所見　14
囊胞様背景　211

は

バーキットリンパ腫　179
バセドウ病　12, 53, **67**
パパニコロウ・クラス分類　5
破骨細胞　164
肺癌, 転移性癌　193
胚中心細胞類似細胞　179
胚中心内浸潤　183
剝離細胞診　1
橋本病　**74**, 91, 110, 179
　──, LBC　28
　──, 悪性の疑い　114
　── と乳頭癌との鑑別困難　85
　── とリンパ腫との鑑別困難　92
針生検組織診　1
判定区分　9

ひ

ビオチン含有核　147
びまん性硬化型乳頭癌　135
　──, エコー所見　14
びまん性甲状腺腫　12
びまん性大細胞型 B 細胞リンパ腫
　　　　　　　　　　　　　　　179
非浸潤性甲状腺腫瘍　215
非浸潤性被胞性濾胞型乳頭癌　221
非浸潤性濾胞型乳頭癌　208
非浸潤性濾胞癌　108
被包型乳頭癌　223
被包性濾胞型乳頭癌　204, 215
微小癌　6
微少浸潤型濾胞癌　206
標本作製不良　38

ふ

フィブリン　101
フィルター転写法　20
フレーム間補正　13
フレームレート　13
フローサイトメトリー(検査)　92, 95

吹き付け法　17
副甲状腺腺腫　89, 103
副甲状腺囊胞　66
副腎褐色細胞腫　167
福島県県民健康調査　3
福島第一原子力発電所事故　3
篩型乳頭癌　145, 224
篩状パターン　149, 152
分化型濾胞上皮腫瘍　204

へ

ヘモジデリン　61, 157
ヘモジデリン顆粒　48
ベセスダシステム　6, 80, 208
平面的シート状集塊　210
片葉切除(摘出)　230, 233
変性赤血球　107
変性濾胞上皮　62
扁平上皮化生　**121**, 135, 136
扁平上皮様の充実性細胞巣　147

ほ

補助診断　1
放射性ヨウ素治療　197, 233
放射性ヨード治療　67
泡沫細胞　45
紡錘形異型細胞　94
紡錘形腫瘍細胞　33
傍空胞顆粒　53, 65

ま

マルファン様体型　167
マントル細胞リンパ腫　179
末梢血除去法　17
慢性甲状腺炎　12, 74

み・む

ミトコンドリア　132
ミラーボール　135
未分化癌　156
　──, エコー所見　14
未分化多形肉腫　161

無吸引穿刺法　16

め・も

メイ・ギムザ染色　177
メラニン顆粒　175

免疫染色　20, 95

毛細血管　153

ゆ

有尾状細胞質　169

ら

ライトグリーン好性　172
裸核状　169
裸核状細胞　105
裸状毛細血管　101

り・る

リーデル甲状腺炎　53, 79
リポフスチン顆粒　53, 65
リンパ球性甲状腺炎　74
リンパ腫　179
　──, LBC　28, 33
　──, エコー所見　14
　── と橋本病との鑑別困難　92
リンパ上皮性病変　183
リンパ節郭清　233
リンパ濾胞胚中心 B 細胞　180
良性　53
良性濾胞性結節　53

類円形細胞　162

ろ

ローピーコロイド　30, 210, 211
濾胞型乳頭癌
　　　　　　6, 102, **125**, 204, 208, 224
濾胞癌　6, 204
　──, 悪性の疑い　113
濾胞腔内充填　189
濾胞樹状細胞　179
濾胞上皮　56
濾胞上皮細胞　29
濾胞上皮細胞集塊　51
濾胞状集塊　98
濾胞性腫瘍　6, 9, 80, **96**
　──, LBC　28, 30
　──, 悪性度不明　206
　──, 高リスク鑑別困難　200
　── を疑う細胞　87
濾胞性リンパ腫　179
濾胞腺腫　53, **204**, 221, 228

欧文

ギリシャ

β カテニン免疫染色像　224

A

absen　205
acute thyroiditis　71
adenomatous goiter　53
adenomatous nodule/NIFTP　219
American Thyroid Association
　（ATA）　197
amyloid goiter　70
anaplastic carcinoma　156
APC 遺伝子　145
atypia of undetermined signigicance
　（AUS）　200
atypia of undetermined significance/
　follicular lesion of undetermined
　significance（AUS/FLUS）　80
atypical adenome　108

B

Basedow disease　2, 53, 67
bcl-2 遺伝子　180
benign　53
benign follicular nodule　53
borderline concept　215
BRAF 変異　199, 208
branchial cleft cyst　66
Burkitt-like lymphoma　179

C

CASTLE　5
CD20 免疫染色　191
CD45 ゲーティング　95
CEA 値　167
cell debris　188
Cellprep®法　22
centroblast　180
centrocyte　180
chromatin ridge　217
chronic thyroiditis　74
CK19 免疫染色　223
cleaved nuclei　188, 191
coffee bean-like nuclei　217
convoluted　174
convoluted nuclei　32
core needle biopsy（CNB）　2
cyst fluid　9, 45

CytoRich™ 法　23

D

de Quervain thyroiditis　72
diffuse large B-cell lymphoma　179
direct fast scarlet（DFS）染色　70

E

encapsulated follicular variant of
　papillary thyroid carcinoma
　（EFVPTC）　204
endocrine reactive atypia　53
exfoliative cytology　1
extranodal marginal zone lymphoma
　of mucosa-associated lymphoid
　tissue（MALT lymphoma）　179

F

false-positive　208
familial adenomatous polyposis（FAP）
　　　　　　　　　　　　　　224
fine needle aspiration（FNA）　1
fine needle cytology（FNAC）　1
flame cells　67
follicular adenoma/NIFTP　219
follicular carcinoma　6
follicular colonization　179, 183
follicular dendritic cell　179
follicular lymphoma　179
follicular neoplasm（FN）　6, 96, 200
　――, oxyphilic cell variant　104
follicular neoplasm/suspicious for a
　follicular neoplasm（FN/SFN）　80
follicular tumor　6
follicular tumor of uncertain
　malignant potential（FT-UMP）
　　　　　　　　　　199, 206, 221

G

GATA-3 免疫染色　103
Gleason 分類　1
granulomatous thyroiditis　72
Graves disease　67
grey zone　200
ground glass nuclei　6, 121, 217

H

Hashimoto disease　**74**, 91, 110, 179

hyalinizing trabecular tumor　222

I

IgG4 関連甲状腺炎　78
indentation　217
indeterminate　6, 200
intermediate malignancy　226
intranuclear cytoplasmic inclusion
　body　6, 121
intrathyroid thymic carcinoma　149
invagination　217

J

juxtanuclear clear zone　186

K

Ki-67　108

L

lateral cervical cyst　66
LBC PREP™ 法　25
liquid-based cytology（LBC）　20
liquid-based preparation（LBP）　20
low malignant potential　226
luminal border　106
lymphocytic thyroiditis　74
lymphoepithelial lesion　179, 183
lymphoglandular bodies
　　　　　33, 92, **179**, 182, 184, 188
lymphoma　179

M

malignant　121
MALT リンパ腫　92, 179
mantle cell lymphoma　179
median cervical cyst　66
medullary carcinoma　167
metastatic tumors　192
MIB-1 免疫染色　222
microcarcinoma　6
mitosis　179
morules　146
mountain ranged like cluster
　　　　　　　　　　　　　179, 182
multiple endocrine neoplasia（MEN）
　2A 型, 2B 型　167

N

nodule in nodule　14
noninvasive follicular thyroid neoplasm with papillary-like nuclear feature(NIFTP)
　　　　　8, **199**, 206, 208, 226
───, 診断基準　207, 218
nuclear crease　217
nuclear groove　6, **121**, 216

O

observer variation　204, 216, 234
overlapping nuclei　121

P

packing, MALT ball　179, 189
papillary carcinoma　6, **121**
───, common type(classical type)
　　　　　　　　　　　　　121
───, cribriform variant　145, 224
───, diffuse sclerosing variant　135
───, encapsulated variant　223
───, follicular variant　6, 125, 224
───, macrofollicular variant
　　　　　　　　　　　129, 224
───, oxyphilic variant　132
───, solid variant　141
───, tall cell variant　138
papillary thyroid carcinoma(PTC)
　　　　　　　　　　　　　197
parathyroid cyst　66

paravacuolar granule　30, 53
pathological diagnosis　1
pathological examination　1
plasmacytoma　179
poorly differentiated carcinoma　149
present　205
problematic tumor　216
psammoma body　121
pseudoinclusion　217

Q

questionable　205

R

RAS 変異　200, 208
RET 遺伝子　167
Riedel thyroiditis　53, 79

S

salt & pepper chromatin　167
satisfactory　9
secondary tumors　192
squamous metaplasia　121
subacute thyroiditis　72
suspicious for malignancy　110

T

T 細胞リンパ腫　179
TACAS™ 法　24
TERT プロモーター遺伝子変異　199

The Bethesda system for reporting thyroid cytopathology(TBSRTC)
　　　　　　　　　　6, 80, 208
Thyroglossal duct cyst　66
tingible body macrophage
　　　　　　　　179, 183, 188
two cell pattern　180, 187

U

uncertain malignant potential(UMP)
　　　　　　　　　　　　　199
underdiagnosis　9
undetermined significance　6, 80
undifferentiated carcinoma　156
unsatisfactory　9, 37

W

well differentiated tumor-uncertain malignant potential (WDT-UMP)
　　　　　　　　　　　　　223
well-differentiated carcinoma
　〔NOS(WDC-NOS)〕　206
Well-differentiated tumor of uncertain malignant potential (WDT-UMP)　206
WHO 甲状腺癌組織分類　5
window　29, 30

Y

yellow body　117